Jyoti Nagpal
Harbhajan Kaur
Bhuvan Nagpal

Hábitos alimentares e práticas de lanches entre albergues

Jyoti Nagpal
Harbhajan Kaur
Bhuvan Nagpal

Hábitos alimentares e práticas de lanches entre albergues

Um estudo de investigação correlacional

ScienciaScripts

Imprint

Cover image: www.ingimage.com

This book is a translation from the original published under ISBN 978-3-659-85147-6.

Publisher:
Sciencia Scripts
is a trademark of
Dodo Books Indian Ocean Ltd. and OmniScriptum S.R.L publishing group

120 High Road, East Finchley, London, N2 9ED, United Kingdom
Str. Armeneasca 28/1, office 1, Chisinau MD-2012, Republic of Moldova, Europe
Printed at: see last page
ISBN: 978-620-8-34679-9

ÍNDICE DE CONTEÚDOS

INTRODUÇÃO E OBJECTIVOS

A alimentação desempenha um papel extraordinariamente vital na ascensão e no crescimento ou no apogeu e declínio das nações devido ao seu efeito na saúde e na eficiência. A saúde, tal como definida pela Organização Mundial de Saúde, é "o estado de completo bem-estar físico, mental e social e não apenas a ausência de doença ou enfermidade". Por conseguinte, a saúde constitui um estado do corpo que permite desfrutar ao máximo da vida, desenvolver um trabalho construtivo e tudo isto se revela no melhor serviço à saúde. Assim, a saúde desempenha um papel vital na vida do indivíduo.

Uma alimentação correta e benéfica para a saúde é muito importante na vida de um indivíduo. É do conhecimento geral que uma boa saúde duradoura é impossível sem uma boa alimentação. Uma boa alimentação não só fornece os nutrientes de que o organismo necessita na quantidade necessária, como também ajuda o indivíduo a resistir melhor às infecções e a ter mais hipóteses de ter uma vida mais longa, vitalidade, energia abundante e espírito dinâmico. O estado nutricional de um indivíduo depende do fornecimento de substâncias nutritivas suficientes e da boa utilização das mesmas, o que é afetado pelos seus recursos e hábitos alimentares.

Os hábitos alimentares acompanham-nos há muito tempo. São muitas as forças que moldam os hábitos que determinam a alimentação quotidiana das pessoas. A influência da casa, da cultura em que a pessoa vive, dos meios de comunicação social, do conhecimento sobre nutrição, do impacto dos amigos, do rendimento, da religião e da inflação, do trabalho, do dinheiro e de outros factores são de grande alcance. Os hábitos alimentares são complexos, muitas vezes irracionais e simbólicos. Estes estão intimamente relacionados com a autoimagem. Uma pessoa sente que formou esses hábitos e que eles fazem parte de si. Esta atitude dá-lhe licença para comer como quiser.

Dicken descobriu que a idade é um fator que influencia as preferências alimentares. Os nutricionistas também acreditam que os hábitos alimentares são o fator que mais influencia o estado nutricional dos adolescentes de hoje.

A adolescência é um período de intenso desenvolvimento do crescimento e também considerado como um período de grande stress e tensão - física, psicológica, emocional e social. A adolescência influencia tanto as necessidades nutricionais como a absorção e utilização dos nutrientes ingeridos. Este período testemunha um rápido aumento dos órgãos e tecidos e alterações nas funções fisiológicas em resposta a alterações hormonais. Tal como se reflecte na dose dietética recomendada pelo National Research Council. Esta fase do ciclo de vida é a que apresenta as necessidades nutricionais mais elevadas na vida de um homem e de uma mulher, sendo apenas ultrapassada durante a gravidez e a lactação. Estas doses representam as necessidades para o aumento do tamanho do corpo e a maturação dos órgãos.

A nutrição não pode ser analisada isoladamente, é necessário considerar a pessoa no seu todo. Os jovens nesta idade estão a amadurecer rapidamente em todas as áreas e estão a tentar encontrar um lugar para si próprios no mundo. À medida que emergem da infância para a idade adulta, precisam de ser tratados com cuidado e simpatia. É preciso ter em conta que os adolescentes tentam identificar-se com os adultos porque querem ser adultos. Devido a esta crise de identidade, o adolescente está potencialmente em risco nutricional. Felizmente, os rapazes em crescimento têm apetites proporcionais às suas necessidades. Por isso, é pouco provável que fiquem subnutridos. As raparigas adolescentes têm apetite suficiente, mas tentam controlá-lo para limitar os pesos que podem atingir 4

em dietas de redução de peso. A maioria das raparigas adolescentes passa por um período difícil antes de o corpo amadurecer e atingir as proporções agradáveis da figura feminina jovem. Muitas adolescentes inventam o seu próprio regime alimentar, que geralmente deixa muito a desejar do ponto de vista do interesse nutricional para elas. A alimentação frequente, de acordo com os resultados da investigação, não é prejudicial para a saúde e existe pouca relação com a qualidade nutritiva global da dieta, desde que sejam tomadas pelo menos três refeições por dia. Quando se tomam menos de três refeições, existe normalmente uma deficiência nutricional. Quando os adolescentes comem a maior parte dos seus alimentos entre as refeições, a sua dieta é geralmente inadequada.

Os lanches para os adolescentes têm, sem dúvida, uma implicação social. O desejo de estar com os outros é normalmente forte; os alimentos consumidos durante esta idade são geralmente muito mais abundantes do que noutras idades. Mas muitos jovens não dão muita importância ao tipo de alimentos ingeridos entre as refeições.

Embora as razões sociais sejam geralmente a principal motivação para comer algo entre as refeições, a própria fome é muitas vezes um fator. O simples hábito de comer pode levar a pessoa a desejar algo para comer. Muitas pessoas sentem-se extremamente desconfortáveis quando têm fome e não conseguem concentrar-se na tarefa que têm pela frente. Esta situação pode ocorrer quando se toma pouco ou nenhum pequeno-almoço ou quando o almoço é ligeiro

Os estudantes da escola ou do colégio fizeram da pausa para o chá ou para o café uma instituição. As lojas, as cantinas ou ambas tornam-se um centro de encontro dos jovens universitários. Sabe-se que alguns estudantes têm tanta vontade de se reunir com a sua malta que se recusam a ter aulas às 10 horas no seu horário. Chegam mesmo a escolher as mesmas cabinas dia após dia e os mesmos amigos reúnem-se ali com eles. O café, o chá e as bebidas gaseificadas são as suas bebidas preferidas.

Muitos adolescentes saem de casa antes de terem completado o seu crescimento para estudos superiores e ficam em albergues universitários, onde vivem juntamente com o grupo de estudantes não aparentados. A eficiência de trabalho destes estudantes depende em grande medida do tipo de alimentos que lhes são servidos nos albergues. O crescimento dá-se em surtos e é particularmente importante que sejam fornecidos nutrientes suficientes durante estes períodos de crescimento. Por conseguinte, a análise das dietas dos albergues é de importância vital para compreender a necessidade e a importância da alimentação dos adolescentes. A subnutrição resulta em atraso mental e diminuição da eficiência para fazer qualquer tipo de trabalho. Muito se tem falado e feito sobre a recomendação de alimentos a vários níveis, como colégios e universidades, mas os alimentos consumidos pelos albergues ainda não foram destacados.

Os adolescentes de hoje são em grande parte inteligentes, mais sofisticados, curiosos e críticos, estão menos bem nutridos e precisam e merecem informações nutricionais objectivas e diretas, de uma forma não pedante, que os ajude a compreender as suas necessidades e problemas nutricionais.

Um inquérito local efectuado numa determinada área ou entre as pessoas de um determinado grupo pode ser integrado no quadro nacional para lançar luz sobre os hábitos alimentares do grupo mais vulnerável. Foram feitas muito poucas tentativas para determinar as atitudes que influenciam a seleção de uma dieta para os jovens.

A fim de colmatar as lacunas acima referidas, foi realizado o presente estudo para fornecer dados quantitativos sobre o regime alimentar de um grupo selecionado de adolescentes, com os seguintes objectivos

1. Conhecer as escolhas alimentares e os hábitos alimentares das raparigas adolescentes.
2. Avaliar o consumo alimentar diário das raparigas alojadas no albergue.
3. Efeitos das práticas de lanche na ingestão alimentar diária normal das raparigas.

REVISÃO DA LITERATURA

A avaliação da ingestão alimentar é o passo inicial para vários tipos de investigações. Nas últimas cinco décadas, a avaliação nutricional da população está a progredir. Os adolescentes e os jovens representam uma grande percentagem da nossa população.

Os nutricionistas preocupam-se com os hábitos alimentares do grupo etário dos 12 aos 19 anos por várias razões. Trata-se de um período marcado por um nível de crescimento físico e emocional que resulta frequentemente em stress e ansiedade, que por sua vez influenciam o comportamento fisiológico, psicológico e social.

A incidência de inadequações alimentares é mais elevada durante a adolescência do que em qualquer outra fase do ciclo de vida. Esta é uma fase em que os resultados da falta de nutrientes são de grande alcance, especialmente para as raparigas. Foram observadas muitas relações entre anomalias físicas e práticas alimentares.

A mudança do estilo de vida de um adolescente tem efeitos marcantes nos seus hábitos alimentares. À medida que se torna mais independente e móvel, come menos refeições em casa e mais refeições fora de casa, onde há pouca orientação sobre as suas escolhas alimentares.

É um período de total confusão e de extrema agitação e a relação do adolescente com a sua alimentação reflecte isso mesmo. Afirma o seu direito de comer o que quiser, quando quiser e como quiser. Do ponto de vista exterior, parece estar fora de controlo, uma vez que a estrutura do consumo regular planeado é invulgar.

Os investigadores de Cornell observaram que o mau estado nutricional de muitos adolescentes se deve ao facto de terem uma liberdade considerável na escolha dos alimentos que comem e de não os escolherem de forma sensata. Os aperitivos consumidos antes do almoço/jantar podem diminuir o apetite, de modo a que o jovem não tenha fome para as refeições adequadas

A literatura relativa ao presente estudo foi categorizada em:

1. Hábitos e preferências alimentares das raparigas adolescentes.
2. Os factores que afectam as práticas alimentares e a qualidade da dieta
3. Consumo nutricional dos adolescentes.
4. Práticas de lanches e sua contribuição para a ingestão de alimentos e nutrientes.

Hábitos e preferências alimentares das raparigas adolescentes

As preferências alimentares de 45 universitárias da Califórnia com idades compreendidas entre os 17 e os 19 anos foram registadas e comparadas com as de jovens da Califórnia por Kennedy. B.M. (1954). O questionário continha 520 itens alimentares, o grau de preferência por cada alimento foi designado como muito bom, bom, moderado, tolerado, não apreciado e não experimentado ou reconhecido. Foi calculada uma classificação composta para cada item, tal como no estudo com homens. Cada sujeito registou as ementas desejadas para um dia da semana, ou seja, quarta-feira. Muitos dos itens receberam classificações semelhantes às do estudo com os homens. As mulheres atribuíram classificações mais elevadas aos legumes, à carne, em particular às carnes de órgãos, ao borrego e a alguns tipos de peixe e ao queijo. Dos 244 itens que aparecem em ambos os estudos, os homens atribuíram 26 classificações mais elevadas do que as mulheres e as mulheres atribuíram 111 classificações mais elevadas do que os homens. A ementa de um dia de semana desejável era semelhante em muitos aspectos para ambos, mas as mulheres davam mais ênfase às saladas.

Lamb et.al. (1954), num estudo sobre as preferências alimentares de mulheres universitárias, concluiu que, durante um período de duas semanas, 54% tomavam o pequeno-almoço, 91% almoçavam e 81% jantavam. As estudantes gostavam de leite gordo, carne, citrinos e algumas outras frutas, poucos vegetais e todas as tartes e bolos. Estas mulheres não gostavam de café e preferiam chá, mas muitas tomavam café entre as refeições por diversas razões. Os alimentos de que não gostavam eram maioritariamente vegetais, alguns devido ao método de preparação, e também não gostavam de leite com manteiga e de ovos cozidos. As preferências caraterísticas dos alimentos eram a cor, o estaladiço, o estaladiço, a textura, os legumes bem passados e a comida. Entre as refeições, a alimentação era muito influenciada pelos alimentos disponíveis, uma vez que 80% das mulheres universitárias comiam entre as refeições para satisfazer a fome, 39% para substituir uma refeição perdida e 39% por hábitos.

Um estudo realizado por Bower (1995) sobre os hábitos alimentares dos adolescentes americanos foi considerado influenciado pelos dos seus pares, tendo-se observado que a preocupação dessas adolescentes com a importância de uma figura muito esbelta levava à tendência para saltar o pequeno-almoço.

O estudo de Knofel, K.D. Nurnberger, W. (1982) sobre os hábitos alimentares dos estudantes universitários e dos estabelecimentos de ensino superior fornece um resumo dos estudantes universitários e do ensino secundário na República Democrática Alemã. Em geral, 78% tomavam o primeiro pequeno-almoço, 12% o segundo pequeno-almoço, 57% almoçavam, 5% tomavam uma refeição no início da noite e 89% jantavam.

em casa, 1,7%, 50,1%, 73,7%, 3,9% e 0,7% no refeitório da universidade ou do colégio 0,1%,

2,4%, 1,9% , 2,0%, 0,4% num local público para comer e 1,0%, 38,5%, 1,4%, 24,3% e 3,5% noutra localização).

Cerca de 45% dos estudantes consideraram a comida do refeitório muito boa ou boa, mas a variação de opinião foi grande, 24 a 53% no que diz respeito a 31% dos estudantes que consideraram a comida do refeitório boa, variando de 9 a 55% os estudantes do primeiro ano foram significativamente mais apreciativos, de acordo com o ano do curso 47%, 29%, 27%, 22% e 20% dos estudantes do primeiro quinto ano consideraram a comida boa, 69% tinham motivos para queixas. Em geral, as queixas eram de natureza arquitetónica em 30%, tecnológica ou organizacional em 48% e administrativa e relacionada com a higiene em 16% dos casos.

Uma amostra de 125 raparigas adolescentes (16-19 anos) do 1º e 2º anos do curso de Ciências Domésticas foi utilizada por Lalfankpuli Fanai p1.9&3) para uma investigação dos hábitos alimentares dos adolescentes. A esmagadora maioria das raparigas indicou o seu gosto por lanches. Entre o pequeno-almoço e o almoço, cerca de 57% gostavam sobretudo de snacks nutritivos, ou seja, leite e fruta, etc. Mas entre o chá da tarde e o chá da noite, 59% gostavam de snacks da moda, como chamuças, cachorros quentes e doces, etc.

O chá era a bebida mais consumida regularmente por 64,8%. O sumo de fruta era apreciado por todos, mas quase todos os 97,6% nunca consumiram bebidas alcoólicas. O trigo e o arroz eram consumidos diariamente por todos os 88%. As leguminosas, os legumes e as hortaliças eram consumidos regularmente. O leite e os produtos lácteos também eram muito populares, mas cerca de 2/3 (55,2%) nunca comiam carne.

Os factores que afectam as práticas alimentares e a qualidade da dieta

Uma amostra de 140 raparigas com idades compreendidas entre os 12 e os 14 anos foi utilizada por Hinton et.al (1962) para uma investigação de factores relacionados com índices selecionados de comportamento alimentar e com a adequação da dieta. Verificaram que mais raparigas, 89% e 86%, apreciavam as refeições do meio-dia e da noite, respetivamente, do que o pequeno-almoço (64%). A principal razão apresentada pelas raparigas para não apreciarem o pequeno-almoço foi o facto de raramente terem fome durante a refeição. Quando não gostavam das outras refeições, a razão mais frequentemente apontada para a refeição do meio-dia era que não gostavam da comida servida e para a refeição da noite era que lanchavam muito perto da hora da refeição. Cerca de 44% das raparigas indicaram que não tinham fome ao pequeno-almoço. Em contrapartida, 7-8% disseram que não tinham fome ao meio-dia e à noite.

A alimentação e as práticas alimentares dos adolescentes foram investigadas por Ruth L.

Huenemann (1968). Resumiu que quatro diários semanais mantidos por 122 estudantes do ensino básico e secundário durante um período de dois anos revelaram uma irregularidade acentuada nas práticas alimentares de cerca de um terço e uma grande variação entre os sujeitos, associada em certa medida a factores étnicos e socioeconómicos.

Os lanches eram comuns e tendiam a beneficiar a ingestão de nutrientes. A refeição mais frequentemente omitida foi o almoço.

Os produtos lácteos, a carne e o grupo das leguminosas foram os principais contribuintes calóricos para ambos os sexos e para todas as classes de gordura corporal.

Arai M. Muto S, no seu estudo "Eating behaviour and dietary intake of adolescent girls" (Comportamento alimentar e ingestão de alimentos por raparigas adolescentes), afirma que, num inquérito realizado a 741 raparigas do ensino secundário, mais de 43% controlavam a sua ingestão de alimentos, especialmente cereais, para evitar a obesidade, embora apenas 2% fossem obesas. A ingestão de refeições ligeiras inadequadas resultava em falta de apetite de manhã. A ingestão de energia era de cerca de 78% da ingestão recomendada e a despesa excedia a ingestão; o rácio entre a energia proveniente dos cereais e a ingestão total de energia era inferior ao da população japonesa. A ingestão de energia estava estreitamente relacionada com a ingestão de proteínas, Ca, Fe, Vit A, tiamina e riboflavina. A ingestão de proteínas foi suficiente, mas a de vitamina A nem sempre o foi. Por isso, a ingestão de vegetais verdes e amarelos e de leite e produtos lácteos deve ser aumentada.

Schorr et.al. (1972), trabalhando com adolescentes americanos, afirmaram que a complexidade da dieta de um adolescente aumentava significativamente com o aumento do nível profissional dos pais, o nível educacional da mãe, a extensão da sua participação social e com o seu emprego. Mas observou-se que a idade, o sexo, o tamanho da família e o número de canais de informação nutricional não estavam relacionados com os hábitos alimentares.

Os factores que afectam a qualidade da alimentação das raparigas adolescentes foram estudados por Lorry. A. MacDonald com base neste estudo, parece que a preocupação das raparigas adolescentes com a aparência corporal se manifesta através de tentativas de redução de peso. Porque a qualidade da ingestão alimentar está fortemente relacionada com a qualidade dos alimentos consumidos. Esta prática pode ser muito perigosa porque a adolescência é um período de rápido crescimento e maturação, pelo que se deve prestar atenção à tendência crescente para padrões de restrição alimentar desnecessários ou insensatos.

Ingestão nutricional de raparigas adolescentes

Banerjee e Biswas (1957) analisaram a dieta cozinhada consumida pelos estudantes do Eden Hindu Hostel anexo ao Presidency College, em Calcutá. Concluiu-se que a dieta era deficiente em proteínas, tanto qualitativa como quantitativamente. Também se verificou que era deficiente em calorias.

O valor nutritivo da dieta servida no albergue do Lady Irwin College, em Nova Deli, era tal que, embora a percentagem de gorduras, proteínas e hidratos de carbono estivesse quase no rácio normal, a ingestão total de calorias dos estudantes era pobre, sendo apenas 67% da dose recomendada para uma mulher adulta. Proteínas e hidratos de carbono estivesse quase no rácio normal, a ingestão total de calorias dos estudantes era fraca, sendo apenas 67% das doses recomendadas para uma mulher adulta. A dieta no seu todo foi considerada baixa em proteínas, calorias totais, cálcio e tiamina e mais ou menos adequada em hidratos de carbono, gorduras e riboflavina. A proporção de gordura, hidratos de carbono e proteínas presentes na dieta era quase correta, mas o consumo total de alimentos era baixo, o que explica a baixa ingestão calórica dos estudantes (Bailur e Puri, 1967)/

Endo et.al. (1976) encontraram uma ingestão de ácido ascórbico vit A de 1412 (1130) UI e 77 (39) mg, respetivamente, para mulheres universitárias, o que não corresponde às normas dietéticas.

Mahajan e Mehta (19(J4) avaliaram o estado nutricional de estudantes e enfermeiros no Campus da Faculdade de Medicina de Jamnagar. Verificaram que a ingestão de energia era adequada, mas apenas a dos enfermeiros era apenas adequada. O consumo de proteínas era suficiente, exceto talvez para os estudantes com menos de 20 anos de idade.

Mile et. al (1964) verificou que a ingestão de ferro e cálcio era inferior aos níveis das normas alimentares canadianas revistas propostas para os adolescentes de Ontário. O autor referiu a ingestão média de vitamina A pelos adolescentes. Perillo-Dia (1968) considerou que a ingestão de tiamina era boa para as adolescentes do ensino secundário da Universidade do Sul das Filipinas, na cidade de Cuba.

Srivastava et.al (1962), num estudo com 40 raparigas estudantes do Lady Irwin College, com idades compreendidas entre os 16 e os 22 anos, altura média de 157 cm e peso médio de 48,77 kg, revelou que a ingestão média era de 2240 Kcal, 67 g de proteínas, 22 g de origem animal e 88 mg de ácido ascórbico.

Num estudo realizado por Salgado et.al (1974), foram estudadas amostras correspondentes a 10%

das refeições servidas no restaurante do Centro Académico "Luiz do Queiroz" a 384 estudantes do sexo masculino, com idade média de 22,5 anos, peso de 64,88 kg e altura de 1,70 m, durante cinco dias. A ingestão de energia era adequada.

Um inquérito sobre a alimentação efectuado por Sadasivam et.al (1975) no Post graduate Hostel da Tamil Nadu Agricultural University, Coimbatore, revelou que a energia e as proteínas fornecidas pela alimentação eram suficientes para satisfazer as necessidades diárias dos estudantes.

Stapleton et.al (1979) fizeram uma avaliação nutricional de estudantes universitários utilizando registos dietéticos. A ingestão calórica média do grupo foi de 1895 Kcal/dia, sendo a mais elevada em abril e a mais baixa em março (1704 Kcal). Nos restantes meses, houve pouca variação na ingestão calórica média, que variou entre 1868 Kcal/dia e 1945 Kcal/dia.

A ingestão calórica do grupo foi mais elevada no final da semana (1975 Kcal/dia) e mais baixa na segunda-feira (1725 Kcal). As proteínas representaram 16% do total de calorias, os hidratos de carbono 46% e as gorduras 38%. A ingestão média de proteínas foi de 77g/dia. Também referiu que a ingestão de ácido ascórbico era elevada, com uma média de 91 mg/dia para as estudantes universitárias. A ingestão de tiamina e riboflavina de cada estudante era superior à dose diária recomendada.

Wharton (1963) estudou o consumo de nutrientes de adolescentes do sul de Illinose. Os principais consumos de nutrientes foram calculados para raparigas e rapazes com idades entre 13-15 e 16-18 anos em três escolas. A gordura fornecia 35-48% da energia total. Cerca de 80% dos sujeitos tinham consumos de energia abaixo das quantidades recomendadas. O autor referiu também que mais de 35% das raparigas e mais de 20% dos rapazes comiam lanches que forneciam mais de 20% da sua ingestão de energia e tendiam a melhorar a ingestão de todos os nutrientes, exceto a vitamina A e o ácido ascórbico.

Walker (1964), num estudo sobre a dieta de 785 estudantes do segundo ano, demonstrou que as mulheres consumiam em média 785 Kcal 112 gms de hidratos de carbono, 31 g. de proteínas e 29 g. de gorduras a menos do que os homens, por dia. As mulheres retiraram uma maior percentagem da sua energia total das gorduras do que os homens, enquanto que a das proteínas foi igual para ambos os sexos. As dietas revelaram que a contribuição dos hidratos de carbono era menor na dieta das mulheres.

Práticas de lanches e sua contribuição para a ingestão de alimentos e nutrientes

Thomas e Carl (1973) relataram que foi efectuado um inquérito nutricional em dez estados. Os resultados mostraram que os snacks típicos dos adolescentes são melhores do ponto de vista nutricional do que muitas pessoas pensavam, por cada 100 quilogramas de calorias fornecidas pelos snacks - encontraram uma contribuição substancial de proteínas, ferro, Ca, Vit A, tiamina, riboflavina e ácido ascórbico.

De acordo com Payumo (1999), os snacks foram considerados um assunto de interesse considerável para os adolescentes. Os snacks foram considerados produtos de conveniência, normalmente consumidos entre as refeições, e eram geralmente consumidos em condições de descontração e recreação). As raparigas comiam mais do que os rapazes. Verificou-se que muitas raparigas adolescentes comiam snacks e depois reduziam o seu consumo à hora das refeições. Consequentemente, consumiam calorias suficientes, mas recebiam menos vitaminas e minerais, o que foi considerado a razão pela qual os rapazes estavam mais bem nutridos do que as raparigas.

Fieldhouse (1982) referiu que os lanches trazidos pelas crianças da escola para os albergues no exterior tendem a não ser nutricionalmente adequados. Na maioria das vezes, os adolescentes gastam dinheiro para comprar refrigerantes em vez de leite ou outros alimentos nutritivos que estão normalmente disponíveis no período de nutrição ou ao almoço nos países desenvolvidos.

Mary B. Nelson R.D. (1982) observou as preferências dos estudantes universitários em matéria de snacks e bebidas. Foram recebidos questionários de 82 homens e 104 mulheres, representando 22 departamentos da universidade. Os resultados deste estudo indicam que, de entre os produtos para petiscar e beber, as batatas fritas, os doces e as bebidas gaseificadas geralmente disponíveis não são os preferidos. Parece que muitos estudantes preferem, de facto, snacks e bebidas nutritivas, fruta fresca, sandes, bebidas de fruta e leite, mas há outros artigos mais facilmente disponíveis.

Um estudo sobre as refeições ligeiras e a sua contribuição para a ingestão de alimentos e nutrientes por estudantes universitários, realizado por Mahmood A. Khan (1-982)/), analisou os registos de vinte e quatro horas de III estudantes de nutrição e 139 estudantes de outras áreas, para estudar a frequência das refeições e das refeições ligeiras, os tipos de alimentos e bebidas selecionados como refeições ligeiras e a contribuição das refeições e das refeições ligeiras para a ingestão diária de calorias e nutrientes. A maioria dos estudantes petiscava depois do jantar e não tomava o pequeno-almoço. As horas de ponta para petiscar situavam-se a meio das horas das refeições regulares. A maioria dos estudantes utilizou bebidas como snacks e as bebidas gaseificadas foram as mais comuns. Para os snacks da manhã e da tarde, os estudantes escolheram mais frequentemente a categoria dos doces e das pastilhas elásticas. À noite, escolhem mais frequentemente os snacks salgados, (o nível de ferro e de Ca para as mulheres e o nível de vitamina A e de tiamina para os estudantes de nutrição do sexo masculino situam-se abaixo do nível da DDR).

Esta breve revisão levou o investigador a estudar as práticas alimentares dos adolescentes e a sua correlação com o seu consumo alimentar. Partiu-se do princípio de que os dados permitiriam esclarecer os aspectos importantes dos utentes do Govt. College for Women, Patiala, e revelar até que ponto o consumo alimentar destes estudantes satisfaz as suas necessidades. Também seria útil no aconselhamento nutricional.

MATERIAIS E MÉTODOS

O estudo foi realizado entre 125 raparigas adolescentes que residem na residência do Government College for Women, Patiala. O presente estudo foi efectuado com o objetivo de estudar os hábitos alimentares e as práticas alimentares das raparigas residentes em albergues e a sua correlação com a sua ingestão diária.

Este estudo foi efectuado de acordo com as seguintes etapas básicas:

IColeção de informações gerais de-

a) Estudantes

b) Messe e cantinas do colégio

II Recolha de dados dietéticos de 50 estudantes representativos-

a) Avaliação do consumo de alimentos sem tomar refeições ligeiras entre as refeições.

b) Avaliação do consumo alimentar com a ingestão de refeições ligeiras entre as refeições.

III Codificação dos dados, cálculo do valor nutritivo dos produtos consumidos pela amostra e o seu apuramento e análise

IV Comparação com os subsídios recomendados e comparação do primeiro inquérito com o segundo

Seleção e dimensão da amostra

Todas as raparigas adolescentes (125) que residiam no centro de acolhimento no mês de dezembro foram incluídas na amostra.

Para efeitos do inquérito alimentar, uma rapariga adolescente foi considerada uma unidade de amostragem, pelo que 50 raparigas adolescentes foram selecionadas aleatoriamente.

Antes de iniciar o inquérito sobre a dieta alimentar, foi dada uma palestra preliminar a todos os adolescentes para explicar o objetivo da investigação e, com a devida garantia, foi assegurada a sua cooperação.

Pré-teste do questionário

O presente estudo foi realizado utilizando o método do questionário como instrumento de recolha de dados. Antes da adoção da forma definitiva do questionário, é desejável realizar uma experiência preliminar com uma pequena amostra. É desejável efetuar uma experiência preliminar com uma pequena amostra. Ajuda a obter informações sobre o planeamento e a execução dos estudos principais.

O questionário formulado foi pré-testado em 10 inquiridos para verificar se é necessário reformular alguma pergunta, se são facilmente compreendidas e se suscitam as respostas desejadas, etc.

Os dados recolhidos foram depois analisados. Com base nos resultados obtidos e na mesma reflexão retrospetiva, foram introduzidas as alterações necessárias e os questionários finais foram preenchidos pessoalmente.

1. RECOLHA DE INFORMAÇÕES GERAIS SOBRE

a) Estudantes:

Este estudo foi realizado entre 125 raparigas adolescentes pertencentes a diferentes grupos etários e a diferentes grupos socioeconómicos que residem na pensão. O questionário (Anexo I) baseava-se em informações gerais sobre as raparigas que residem na residência universitária.

O questionário foi dividido em duas partes principais. A primeira parte consiste em informações de base sobre o nome, a idade, a religião, as habilitações literárias, a composição e o rendimento da família e as despesas de mesada em vários artigos, bem como a altura, o peso e a estrutura física.

A segunda parte foi dividida em três secções. A secção A diz respeito às escolhas alimentares. No âmbito das escolhas alimentares, foram formuladas várias perguntas para recolher informações sobre a escolha de alimentos vegetarianos ou não vegetarianos e a frequência de consumo de diferentes produtos alimentares. As secções B e C contêm* algumas afirmações relativas aos hábitos alimentares, à seleção e às práticas de petiscos. No âmbito dos hábitos e da seleção de alimentos, os inquiridos foram questionados sobre o nome da refeição que tomam e o que costumam comer nas suas refeições. Foi-lhes pedido que formulassem um menu ideal para diferentes refeições a partir de uma lista de diferentes alimentos. Foram também colocadas questões relativas à seleção de snacks e bebidas, à interferência da ingestão de snacks com as refeições normais e à omissão de refeições.

b) Messe do albergue e cantinas do colégio:

Foram elaborados dois questionários para obter informações sobre a comida servida na cantina do albergue, os lanches e as bebidas vendidas nas cantinas das universidades.

Foi pedido ao diretor do serviço alimentar da cantina do albergue que fornecesse informações sobre a base de funcionamento da cantina, o rendimento mensal da cantina, a ementa semanal, a quantidade de comida servida e o número de pessoas que consomem a quantidade de comida acima referida. Estas informações foram registadas num formulário (Anexo II). Foi pedido ao diretor do serviço alimentar de cada cantina que fornecesse informações sobre os diferentes tipos de snacks e bebidas disponíveis na cantina e os seus preços, as receitas mensais da cantina, a frequência de consumo de diferentes snacks pelos pensionistas. As informações pertinentes foram preenchidas pessoalmente no formulário (Anexo III).

II RECOLHA DE DADOS DIETÉTICOS

Para efeitos do inquérito dietético, foram selecionados aleatoriamente 50 estudantes [porque a amostragem aleatória é o único método prático que pode ser utilizado de forma rentável devido à natureza especializada do inquérito sobre o consumo de alimentos. (FAO, 1964)

O inquérito dietético foi realizado em fases sucessivas:

a) Avaliação do consumo de alimentos sem tomar refeições ligeiras entre as refeições:

O inquérito alimentar foi realizado em março de 1987. A quantidade de alimentos consumidos em cada refeição por cada aluno durante três dias consecutivos foi registada num formulário (Anexo IV).

A pesagem dos alimentos cozinhados e dos volumes foi efectuada com uma balança dietética. De acordo com Helen Andrew Guturn - quando é necessária uma análise individual precisa da dieta, o registo alimentar pesado fornece o meio mais preciso de a obter.

O desperdício de pratos também foi registado. As condições físicas, como o período menstrual e a doença, também foram tidas em conta durante a recolha dos dados relativos à alimentação.

b) Avaliação do consumo alimentar com a ingestão de refeições ligeiras entre as refeições:

O consumo alimentar da mesma amostra representativa de 50 raparigas adolescentes foi novamente avaliado, quando tomavam lanches entre as refeições durante três dias consecutivos[e foi anotado no proforma (Anexo V)J

III CODIFICAÇÃO DOS DADOS, CÁLCULO DO VALOR NUTRITIVO DOS ALIMENTOS CONSUMIDOS PELA AMOSTRA E RESPECTIVA TABULAÇÃO E ANÁLISE

a) Codificação dos dados:

Para o presente estudo, as questões relativas à idade, religião, rendimento familiar, hábitos alimentares e preferências por diferentes alimentos, gosto por snacks e bebidas foram categorizadas e as respostas foram obtidas. Para facilitar a codificação do menu ideal, também foram categorizadas.

Em vez de enumerar todos os aperitivos preferidos pela amostra, estes foram divididos em aperitivos nutritivos e aperitivos sofisticados, o que torna a codificação mais fácil e mais adequada

b) Cálculo do valor nutritivo dos alimentos consumidos por uma amostra de 50 estudantes:

A análise da ingestão de alimentos como parte de uma avaliação do estado nutricional é útil para fornecer provas da ingestão de nutrientes que podem sugerir inadequações. Pode ajudar a identificar indivíduos ou grupos que necessitem de um estudo mais aprofundado.

Inicialmente, "os dados recolhidos sobre o consumo de alimentos foram convertidos em termos de pesos e volumes uniformes e os seus valores nutritivos foram calculados utilizando o Nutritive Value of Indian foods de C. Gopalan et.al (1986). Para calcular o valor nutritivo dos aperitivos, em primeiro lugar, estes foram padronizados relativamente às suas composições e, em seguida, foram calculados os valores nutritivos dos ingredientes utilizados no fabrico destes aperitivos.

c) Tabulação e análise:

O processo estatístico é utilizado para transformar esta massa complexa e aleatória de dados numa forma compreensível e semi-significativa.

O valor nutritivo dos alimentos consumidos pela amostra foi organizado sob a forma de tabelas.

Para analisar os dados, foram utilizadas frequências estatísticas simples, percentagens, média, desvio padrão e teste t para variáveis correlacionadas. Todos os resultados do estudo foram testados quanto à sua significância ao nível de 0,01%.

$$S.D = \sqrt{\frac{\sum x^2}{n}}$$

$$\frac{\text{D}}{\quad}$$

$$t = \frac{\sqrt{\frac{\sum d^2}{n} \frac{(D)^2}{n}}}{n\,(n-1)}$$

IV COMPARAÇÃO COM OS SUBSÍDIOS RECOMENDADOS E COMPARAÇÃO DO PRIMEIRO INQUÉRITO COM O SEGUNDO

O conhecimento do teor nutritivo de um regime alimentar não tem qualquer significado se não puder ser comparado com uma norma. Na Índia, a norma mais comummente utilizada são as doses dietéticas recomendadas preparadas pelo Conselho Indiano de Investigação Médica. As suas normas, apresentadas no Quadro 4.0 e no Quadro 4.1, foram estabelecidas em resultado de uma avaliação cuidadosa das provas das necessidades nutricionais de vários nutrientes por parte dos adolescentes. O valor calórico e os valores de outros nutrientes foram comparados com as recomendações dadas pelo Conselho Indiano de Investigação Médica.

RESULTADOS E DISCUSSÃO

As conclusões do presente estudo sobre os hábitos alimentares e as práticas de petiscar dos residentes e a sua correlação com a sua ingestão diária são discutidas nos pontos seguintes.

a) Informações gerais

b) Hábitos alimentares e lanches Práticas dos inquiridos

c) Informações sobre o refeitório e a cantina

d) Ingestão média de alimentos

e) Ingestão média de nutrientes

Informações gerais

O presente estudo foi realizado com 125 inquiridos do Govt. College for Women's Hostel, Patiala.

DISTRIBUIÇÃO DOS INQUIRIDOS DE ACORDO COM A IDADE

A tabela n.º 1.1 mostra que, dos 125 inquiridos, cerca de 2/3 (74%) pertencem ao grupo etário dos 15 aos 19 anos, cerca de 20% dos inquiridos pertencem ao grupo etário dos 19-21 anos e apenas uma pequena percentagem (5%) pertence ao grupo etário máximo, ou seja, 21-23 anos.

Quadro 1.1

Idade em anos	N.º de inquiridos	% de inquiridos
15-17	39	31
17-19	54	43
19-21	26	21
21-23	6	5

Média de 17,98 anos.

Verificou-se que a maioria da amostra era sikh. Apenas 24% dos inquiridos pertencem à religião hindu. Uma pequena fração (0,8%) pertencia à religião cristã.

Table 1.2

RESIDÊNCIA RURAL/URBANA DOS INQUIRIDOS

Área	N.º de inquiridos	% de inquiridos
Rural	52	42
Urbano	73	58

58% dos inquiridos pertenciam à zona urbana e apenas 42% dos inquiridos pertenciam ao meio rural.

Table 1.3

DISTRIBUIÇÃO DOS INQUIRIDOS DE ACORDO COM A SUA RELIGIÃO VEGETARIANA E

NÃO-VEGETARIANO

Hábitos alimentares	**N.º de inquiridos**	**% de inquiridos**
Vegetariano	31	25
Não vegetariano	64	51
Eggitarian	30	24

A Tabela 1.3 mostra que a maioria dos inquiridos (51) era não-vegetariana, 25% dos inquiridos eram vegetarianos puros e apenas 24% dos inquiridos eram ovopositivos.

Table 1.4

ALTURA DOS INQUIRIDOS

Altura em Ft.	**N.º de inquiridos**	**% de inquiridos**
Abaixo de 5' - 5'1	7	6
5'1 - 5'3	42	34
5'3 - 5'5	44	35
5'5 - 5'7	20	16
5'7 - 5'9	9	7
5'9 - 5'11	3	2

Média 5'3"

A distribuição dos inquiridos de acordo com a sua altura pode ser vista na tabela 1.4. A altura máxima variava entre 1,80 m e 1,80 m, mas apenas uma minoria dos inquiridos (2%) se enquadrava neste grupo. A altura mínima era inferior a 1,5 m - 1,5 m, e 6% dos inquiridos enquadravam-se nesta categoria. A maioria dos inquiridos (69%) pertencia à gama de alturas entre 1,5 m e 1,5 m. Os restantes 23% dos inquiridos pertenciam ao grupo de alturas entre 1,80m e 1,80m.

Table 1.5

PESO DOS INQUIRIDOS

Peso dos inquiridos	**N.º de inquiridos**	**% de inquiridos**

30-40 kg	10	8
40-50 kg	52	21.6
50-60 kg	50	45.6
60-70 kg	6	4.8

Média 4 9,36 Kg.

A Tabela 1.5 mostra a distribuição dos inquiridos de acordo com o seu peso. O peso máximo era de 60-70 kg, mas apenas 4,8% dos inquiridos pertenciam a este grupo. O peso mínimo era de 30-40 kg e 8% dos inquiridos pertenciam a esta categoria. A maioria dos inquiridos, 45,6%, pertencia ao grupo de peso de 50-60 kg e os restantes 21,6% pertenciam ao grupo de peso de 40-50 kg.

Verificou-se que, dos 125 representantes do presente estudo, mais de metade dos inquiridos (52%) eram caloiros e apenas 48% dos inquiridos eram estudantes antigos.

Table 1.6

GRUPO DE RENDIMENTO FAMILIAR DOS INQUIRIDOS

Grupo de rendimento (Rs)	N.º de inquiridos	% de inquiridos
Inferior a 1000	7	6
1000-2000	20	16
3000-4000	45	36
4000-5000	15	12
Acima de 5000	7	6

Média Rs . 784-r-60

Pode avaliar-se que a maioria da amostra se concentrava em dois grupos de rendimentos, ou seja, 36% dos inquiridos pertenciam a Rs.2000-3000, e 23% dos inquiridos pertenciam a Rs.3000-4000. Uma percentagem mais pequena, isto é, 16% dos inquiridos pertenciam ao grupo de rendimentos de 1000-2000 rupias e 12% pertenciam ao grupo de rendimentos de 4000-5000 rupias. A maioria dos inquiridos pertencia a um grupo de rendimento superior a 1000 rupias e inferior a 5000 rupias, respetivamente.

Quadro 1.7

Nº. DE MEMBROS DA FAMÍLIA DO INQUIRIDO

N.º total de membros da família	N.º de inquiridos	% de inquiridos

2-4	5	6
4-6	60	48
6-8	45	36
8-10	13	10.4
10-12	2	1.6

Média 6,6

A tabela 1.7 acima mostra que a maioria dos inquiridos, 84%, pertencia a uma família com 48 membros, 10,4% dos inquiridos pertenciam a uma família com 8-10 membros. O número máximo de membros da família era de 10-12 e apenas 1,6% dos inquiridos pertenciam a este grupo. O número mínimo de membros da família era de 2-4, 4% dos inquiridos pertenciam a esta categoria.

Quadro 1.8

MONTANTE DO DINHEIRO DE BOLSO DOS INQUIRIDOS

Dinheiro de bolso P.M (Rs)	**N.º de inquiridos**	**% de inquiridos**
Inferior a Rs. 100	10	8
100-150	40	32
150-200	38	30
200-250	24	19
250-300	3	2
300-350	7	6
Acima de 350	3	2
* 700	1	0.8

Média 278,8

Verificou-se que mais de metade dos inquiridos (62%) recebia 100-200 rupias por mês como mesada. Uma pequena percentagem de 8% dos inquiridos recebia 100 p.m., 6% dos inquiridos recebiam 300-350 p.m. e 10% dos inquiridos recebiam 200-250 p.m. Apenas uma minoria da amostra (2%) recebia 250-300 p.m. e mais de 350 p.m., respetivamente.

*Um inquirido recebia 700 rúpias por mês como mesada.

Quadro 1.9

DESPESA DE DINHEIRO DE BOLSO DOS INQUIRIDOS EM LANCHES E BEBIDAS

Rs. Gasto por mês	N.º de inquiridos	% de inquiridos
10-30	51	40.8
30-50	31	24.8
50-70	8	6.4
70-90	2	1.6
90-110	10	8
110-130	2	1.6
130-150	1	0.8
Nenhuma despesa	20	16

Média 40,76

A tabela 1.9 acima mostra que a maioria dos inquiridos (65,6%) gastou entre 10 e 50 rupias, 6,4% gastaram entre 50 e 70 rupias e 8% gastaram entre 90 e 110 rupias por hora. Uma pequena percentagem, ou seja, 1,6% gastou entre 70 e 90 rupias e entre 110 e 130 rupias. Apenas uma pequena fração da amostra (0,8%) gastou 130-150 rupias e 16% dos inquiridos não gastaram dinheiro em snacks e bebidas.

Quadro 2.0

DESPESAS DE BOLSO DOS INQUIRIDOS EM VESTUÁRIO

Rs. Gasto por mês	N.º de inquiridos	% de inquiridos
20-40	28	22.4
40-60	1	0.8
60-80	1	0.8
80-100	2	1.6
Nenhuma despesa	93	74.4

Média 32,62

A tabela 2.0 mostra que a maioria dos inquiridos (74,4%) não gastava dinheiro em vestuário. Cerca de 22,4% dos inquiridos gastaram 20-40, 1,6% dos inquiridos gastaram o máximo de dinheiro de bolso 80-100. Apenas uma pequena fração de 0,8% dos inquiridos gastou 40-60 rupias e 60-80 rupias por mês em vestuário.

Quadro 2.1

DESPESAS DE BOLSO DOS INQUIRIDOS EM COSMÉTICOS

Rs. Gasto por mês	N.º de inquiridos	% de inquiridos
10-30	45	36
30-50	20	16
Nenhuma despesa	60	48

Média 26,1

O quadro 2.1 mostra que cerca de 36% dos inquiridos gastavam 10-30 rupias por mês e 16% gastavam 30-50 rupias por mês. A maioria dos inquiridos (48%) não apresentava qualquer despesa em cosméticos.

Quadro 2.2

DESPESAS DE BOLSO DOS INQUIRIDOS EM LIVROS E ARTIGOS DE PAPELARIA

Rs. Gasto por mês	N.º de inquiridos	% de inquiridos
10-30	30	24
30-50	10	8
50-70	44	35.2
70-90	6	4.8
90-110	6	4.8
110-130	2	1.6
Acima de Rs.130	2	1.6
Nenhuma despesa	25	16

Média 52,4

O quadro 2.2 mostra que 32,2% dos inquiridos gastaram entre 50 e 70 rupias, 24% gastaram entre 10 e 30 rupias, 8% gastaram entre 30 e 50 rupias, uma percentagem menor, ou seja, 4,8% gastaram entre 70 e 90 rupias e entre 90 e 110 rupias e 1,6% gastaram entre 110 e 130 rupias e acima de 130 rupias.

Cerca de 16% dos inquiridos não gastaram dinheiro em livros e artigos de papelaria.

Table 2.3

DESPESAS DE BOLSO DOS INQUIRIDOS EM ACTIVIDADES RECREATIVAS

Rs. Gasto por mês	N.º de inquiridos	% de inquiridos
10-30	9	7.2

30-50	5	4
50-70	2	1.6
70-90	0	0
90-110	1	0.8
Nenhuma despesa	108	86.4

Média 35,25

O quadro 2.3 mostra que 86,4% dos inquiridos não gastavam o seu dinheiro de bolso em actividades recreativas. Cerca de 7,2% dos inquiridos gastaram entre 10 e 30 rupias, 4% gastaram entre 30 e 50 rupias e 1,6% dos inquiridos gastaram entre 50 e 70 rupias por mês em actividades recreativas. Apenas 0,8% dos inquiridos gastaram 90-110 rupias por hora.

Table 2.4

DESPESAS DE BOLSO DOS INQUIRIDOS EM DIVERSOS

Rs. Gasto por mês	**N.º de inquiridos**	**% de inquiridos**
Inferior a Rs. 20	15	12
20-40	32	25.3
40-60	15	12
60-80	1	0.8
80-100	1	0.8
Nenhuma despesa	61	48.8

Média 31,25

Pode concluir-se do quadro 2.4 que 25,6% dos inquiridos gastaram 20-40 rupias e 12% dos inquiridos gastaram menos de 20 rupias e 40-60 rupias, respetivamente. Apenas uma pequena fração (0,8%) dos inquiridos gastou 60-80 rupias e 80-100 rupias, respetivamente, em produtos diversos. Cerca de 48,8 dos inquiridos não gastaram dinheiro em diversos.

Table 2.5

INQUIRIDOS PERTENCENTES A DESPORTOS/GERAL

Tipo de asa	**N.º de inquiridos**	**% de inquiridos**
Pertencer à ala desportiva	30*	24
Pertencem à categoria Geral	95**	75

* Pagar Rs.8/- p.m. como despesas de messe ** Pagar Rs.235/- p.m. como despesas de messe.

A tabela 2.5 acima mostra que, dos 125 inquiridos, 76% não pertenciam à secção de desporto e pagavam 235 rupias por mês como despesas de cantina obrigatórias. Cerca de 24% dos inquiridos pertenciam à ala desportiva e pagavam Rs.8/- p.m. como despesas de cantina.

Table 2.6

TAXAS EXTRA DE DESARRUMAÇÃO DOS INQUIRIDOS

Rs. Gasto por mês	N.º de inquiridos	% de inquiridos
Inferior a Rs. 20	18	14.4
20-40	32	25.6
40-60	28	22.4
60-80	8	6.4
80-100	8	6.4
Nenhuma despesa	31	24.8

Média 40,6

Pode ver-se no quadro 2.6 que a maioria dos inquiridos (25,6%) gastou 20-40 rupias, 22,4% gastou 40-60 rupias e 14,4% gastou menos de 20 rupias. Cerca de 24,8% dos inquiridos não gastaram qualquer dinheiro em despesas extra de refeições.

Verificou-se que 98,4% dos inquiridos trazem produtos alimentares de casa e 1,6% dos inquiridos não trazem produtos alimentares de casa.

Table 2.7

NATUREZA DOS GÉNEROS ALIMENTÍCIOS RECEBIDOS/LEVADOS DO DOMICÍLIO

	N.º de inquiridos	% de inquiridos
Pinnies e frutas	99	37.4
Desi ghee e Muraba	90	34.08
Namkeen Mathi	75	24.6

O quadro 2.7 acima mostra que cerca de 37,4% dos inquiridos receberam pinnies e fruta, 34,08% receberam desi-ghee e Murabba, apenas 24,6% dos inquiridos trouxeram namkeen mathi de casa.

A tabela 2.9 indica que 76% dos inquiridos estão satisfeitos e os restantes 24% estão insatisfeitos com o regime alimentar existente no albergue.

Table 2.8

INQUIRIDOS SATISFEITOS/INSATISFEITOS COM A ALIMENTAÇÃO DA

POUSADA

	N.º de inquiridos	% de inquiridos
Satisfeito	95	76
Insatisfeito	30	24

Table 2.9

OPINIÕES DOS INQUIRIDOS SOBRE A ALIMENTAÇÃO NAS POUSADAS

	N.º de inquiridos	% de inquiridos
Nutricionalmente adequado	18	12.58
Palatável e saboroso	25	17.4
Proporciona satisfação	60	41.8
Não apresentável	40	27.9

O quadro 2.9 permite concluir que as opiniões expressas pelos inquiridos sobre a alimentação na pousada são satisfatórias. De acordo com 4 1,8% dos inquiridos, a dieta do albergue é satisfatória para eles. Na opinião de 12,58%, a dieta do albergue é nutricionalmente adequada, 17,4% expressaram-na como sendo palatável e saborosa e os restantes 27,9% dos inquiridos expressaram a sua opinião sobre a dieta do albergue como sendo pouco apresentável.

HÁBITOS ALIMENTARES E PRÁTICAS DE PETISCOS DOS INQUIRIDOS

Quadro 3.0

PREFERÊNCIA DOS INQUIRIDOS RELATIVAMENTE A PRODUTOS ALIMENTARES PARA O PEQUENO-ALMOÇO

	N.º de inquiridos	% de inquiridos
Café	30	24
Chá	63	50.4
Leite simples	32	25.6
Flocos de milho	15	12
Omellete	32	25.6
Ovo cozido	35	28
Pão	35	28
Parantha simples	11	8.8
Parantha recheada	85	68
Manteiga	50	40

Ghee	30	24
Requeijão	15	12
Compota	11	8.8
Apple	39	31.2
Banana	15	12
Qualquer outro (poha) Upama e papas	2	1.6

O quadro 3.0 mostra que a maioria dos inquiridos (68%) preferia parantha recheada, ao contrário de 8,8% que preferiam parantha simples. O chá foi a principal bebida preferida por cerca de 50,4% dos inquiridos, contra 24% de inquiridos que preferiram café no pequeno-almoço. Cerca de 25,6% dos inquiridos escolheram leite simples e omellete, 28% dos inquiridos gostaram de ovo cozido e pão, 40% dos inquiridos preferiram manteiga em vez de ghee, que foi preferida por 24%. Uma pequena percentagem de 12% dos inquiridos escolheu flocos de milho e 8,8% gostaram de compota. Cerca de 31,2% dos inquiridos preferiam maçã, ao passo que 12% gostavam de banana. Uma percentagem muito pequena da amostra escolheu outros alimentos como poha, upama e papas de aveia para o pequeno almoço.

O quadro 3.1 mostra que 80% dos inquiridos preferem chapati em comparação com parantha simples e parantha recheada. O rajmah foi apreciado por 80%. O arroz simples foi escolhido por 48% em contraste com o arroz pulao apreciado por 29,6% dos inquiridos, 16% preferiram sambar e ovo, respetivamente, 12% dos inquiridos escolheram Urad com channa, tinda, caril kofta, caril de carneiro, respetivamente, no seu menu de almoço e jantar. Entre os vegetais de folha verde, 72% dos inquiridos preferiram sag, 28% preferiram cauli flower entre os vegetais sazonais. Cerca de 32% dos inquiridos gostavam de Mung dal ao jantar, 28% de chana dal e apenas 4% dos inquiridos preferiam urad com chana. Uma minoria dos inquiridos gostou de caril de batata e de pimentos recheados, respetivamente, 10% gostaram de feijão de batata, 3,2% escolheram brinjal sabzi e uma pequena fração (1,6%) dos inquiridos gostou de nabo ao almoço. Cerca de 36% dos inquiridos escolheram bhindi frito e raita, respetivamente. 40% dos inquiridos gostaram de caril de frango e requeijão. A maioria dos inquiridos vegetarianos, 40%, escolheu panner. A preferência máxima (44,8%) foi por gelado e a mínima (1,6%) foi por fruta. Cerca de 20% dos inquiridos gostavam de kheer e gajrela. Uma pequena percentagem (15,2%) preferiu pudim/creme de leite e 1,6% gostou de fruta.

Table 3.1

PREFERÊNCIAS DOS INQUIRIDOS RELATIVAMENTE A PRODUTOS

ALIMENTARES PARA O ALMOÇO E O JANTAR

Nome dos produtos alimentares	N.º de inquiridos	% de inquiridos
Arroz simples	60	48
Pulao de arroz	37	29.6
Arroz simples	100	80
Chapati	1	0.8
Parantha	0	0
Parantha recheada	100	80
Rajmah	20	16
Sambar	5	4
Urad com Chana	40	32
Moonga	35	28
Chana	15	12
Urad com Rajmah	15	12
Tinda	10	8
Caril de batata	13	10
Flor de couve-flor	35	28
Sag	90	72
Nabo	2	1.6
Pimentos recheados	10	8
Caril Kofta	15	12
Bhindi frito	45	36
Subzi de brinjela	4	3.2
Caril de carneiro	15	12
Ovo	20	16
Caril de frango	30	24
Paneer Mattar	50	40
Requeijão simples	30	24
Raita	45	36
Gelado	56	44.8
Kheer	25	20

Gajrela	25	20
Pudim de leite	19	15.2
Fruta	2	1.6

Table 3.2

PREFERÊNCIA DOS INQUIRIDOS RELATIVAMENTE AOS PRODUTOS ALIMENTARES PARA O CHÁ DA TARDE

Nome dos produtos alimentares	**N.º de inquiridos**	**% de inquiridos**
Chá	57	45.6
Café	43	34.4
Bebida fria	20	16
Abóbora	5	4
Bolo	37	29.6
Pastelaria	30	24
Biscoito	15	12
Jalebi	5	4
Gulab Jamun	25	20
Barfi	15	12
Rasgulla	20	16
Namkeen Mathi	15	12
Pakora de queijo	40	32
Batatas fritas	10	8
Pakora de legumes	15	12
Pakora de pão	30	24
Costeleta de queijo	5	4
Cachorros quentes	25	20
Pãezinhos	-	-
Enchimentos	20	16
Rolos de pão	5	4
Qualquer outro	-	-

O quadro 3.2 mostra que o chá é a bebida preferida pela maioria dos inquiridos (45,6%), em contraste com 34. Os inquiridos preferem café, 16% dos inquiridos escolhem bebidas frias e apenas 4% gostam de abóbora. Cerca de 29,6% dos inquiridos gostaram de bolo, 24% preferiram pastelaria e 12% escolheram burfi, biscoito, namkeen mathi e Veg pakora, respetivamente. 20% dos inquiridos gostaram de cachorros quentes e gulab jamun. Entre os snacks salgados e picantes, 30% escolheram pakora de queijo em contraste com 24% que preferiram pakora de pão.

Uma percentagem menor, 4% dos inquiridos, gostava de jalabi, pãezinhos e costeletas de queijo, respetivamente, e 8% escolhiam batatas fritas.

Table 3.3

RAZÕES RELATIVAS À SELECÇÃO DE PRODUTOS ALIMENTARES PARA O PEQUENO-ALMOÇO

, ALMOÇO, LANCHE E JANTAR

	N.º de inquiridos	**% de inquiridos**
Nutritivo	10	8
Gosto pessoal	85	68
Satisfação	25	20
Fisiológico	5	4
Qualquer outro	-	-

Também foi pedido aos inquiridos que indicassem as razões que os levaram a escolher a ementa para o pequeno-almoço, almoço, lanche e jantar. Cerca de dois terços dos inquiridos (68%) escolheram a ementa ideal tendo em conta o gosto pessoal como um fator importante, 8% dos inquiridos selecionaram a ementa do ponto de vista nutricional, 20% dos inquiridos escolheram a ementa porque lhes dá satisfação. Apenas uma pequena fração (4%) dos inquiridos selecionou a ementa ideal tendo em conta as necessidades fisiológicas

Bass & Wakefield (1970) realizaram um estudo que revelou que não existia um menu diário típico para as mulheres indianas que viviam no Dakota do Norte e no Dakota do Sul e que os alimentos das refeições não eram variados. O pequeno-almoço consistia em cereais quentes ou frios, pão e/ou batatas fritas, por vezes ovos estrelados, sendo o café a bebida preferida. A maioria das mulheres almoçava sanduíches, batatas, batatas fritas e bebidas gaseificadas; algumas referiram sopa de carne cozida, batatas fritas e pão. A carne cortada ou outra carne e as batatas fritas eram normalmente consumidas à noite.

Table 3.4

GOSTO E ESCOLHA DOS ALIMENTOS CONSUMIDOS ENTRE AS REFEIÇÕES

Gosta de comer entre as refeições	N.º de inquiridos	% de inquiridos
Sim	110	88
Não	15	12

Escolha de produtos alimentares

Entre o pequeno-almoço e o almoço	N.º de inquiridos	% de inquiridos
Nutritivo	20	22.2
Fantasia	70	77.8

Escolha de produtos alimentares:

Entre o almoço e o chá da tarde	N.º de inquiridos	% de inquiridos
Nutritivo	10	25
Fantasia	30	75
Entre o chá da tarde e o jantar		
Nutritivo	15	27.2
Fantasia	40	72.8

Os produtos nutritivos incluem frutas, leite, batidos de leite, sandes, etc., que fornecem nutrientes importantes como vitaminas e minerais.

As guloseimas incluem os produtos ricos em hidratos de carbono e que fornecem calorias vazias/excessivas, por exemplo, aperitivos fritos como cachorros quentes, chamuças, etc., bebidas gaseificadas, doces e chocolates.

O quadro 3.4 mostra que, dos 125 inquiridos, 88% tomavam refeições ligeiras entre as refeições, contra 12% que não tomavam refeições ligeiras entre as refeições.

As refeições ligeiras eram mais comuns entre o pequeno-almoço e o almoço do que entre o almoço e o lanche da tarde ou entre o lanche da tarde e o jantar.

Pode concluir-se do quadro 3.4 que, dos 90 inquiridos, 22,2% consumiam produtos nutritivos e a maioria dos inquiridos (77,8%) consumia produtos de luxo entre o pequeno-almoço e o almoço

Entre o almoço e o chá da tarde, a maioria dos inquiridos (75%) consumiu produtos de luxo e apenas 25% consumiram produtos nutritivos, ao passo que 27,2% dos inquiridos consumiram produtos nutritivos e 72,8% consumiram produtos de luxo entre o chá da tarde e o jantar.

Jackbovitis (1977), num estudo, descobriu que, embora a noite fosse a altura mais habitual para petiscar, a maioria dos indivíduos tinha padrões de petiscos que eram uma mistura complexa de petiscos de manhã, à tarde e à noite.

Quadro 3.5

RAZÕES PARA A PRÁTICA DE SNACKS DOS INQUIRIDOS

Razões para as práticas de petiscar	**N.º de inquiridos**	**% de inquiridos**
Proporcionar satisfação	9	6.71
Para pat da empresa	22	16.41
Sentir fome	49	36.56
Só por diversão	11	8.20
Devido a saltar refeições	16	11.94
Para o sabor	6	3.73
Devido à tentação	19	14.17
Alimentos intragáveis servidos em confusão	2	1.49

A tabela 3.5 acima mostra as razões dos inquiridos para a prática do lanche. As principais razões mencionadas pelos inquiridos foram a sensação de fome (36,56%), o facto de fazerem parte da companhia (16,41%), a tentação (14,17%) e o facto de saltarem refeições (11,94%).

Outras razões declaradas de forma diferente, em pequena percentagem, foram a satisfação (6,71%), o divertimento (8,2%), o sabor (3,73%) e uma pequena fração (1,49%) dos inquiridos que consumiram lanches entre as refeições devido à comida intragável servida na messe.

Table 3.6

PRÁTICAS DE CONSUMO DE BEBIDAS DOS INQUIRIDOS

Toma bebidas?	**N.º de inquiridos**	**% de inquiridos**
Sim	124	99.2
Não	1	0.8
Tipo de bebidas		
Com gás	51	40.8
Abóbora	50	40

Chá	81	64.8
Café	50	40
Batido de leite	44	35.2

Pode concluir-se da tabela 3.6 que, dos 125 inquiridos, 124 bebiam todos os tipos de bebidas. Apenas 1 inquirido não consumiu qualquer bebida. A bebida mais consumida foi o chá, apreciado por 64,8% dos inquiridos, e 40% preferiram a abóbora e o café, respetivamente. 40,8% dos inquiridos escolheram bebidas gaseificadas e os batidos de leite foram escolhidos por 35,2% dos inquiridos.

Table 3.7

OPINIÃO SOBRE O EFEITO DA INGESTÃO DE SNACKS

Acha que a ingestão de snacks tem algum efeito?	N.º de inquiridos	% de inquiridos
Sim	74	59.2
Não	51	40.8
Opinião		
Estimulação física	20	27.02
Proporciona relaxamento	38	51.35
Estimulação mental	1	1.35
Satisfação	27	36.48
Qualquer outro	-	-

A tabela 3.7 mostra que mais de metade dos inquiridos (59,2%) concorda que a ingestão de snacks entre as refeições tem impacto na saúde, enquanto 40,8% dos inquiridos não concordam. A estimulação física, como um dos efeitos, foi percepcionada por 27,02% dos inquiridos. Cerca de 51,35% dos inquiridos relaxaram com a ingestão de snacks e 36,48% dos inquiridos ficaram satisfeitos com o consumo de snacks entre as refeições.

Table 3.8

OPINIÃO SOBRE OS FACTORES QUE AFECTAM O DESEMPENHO FÍSICO

Factores que melhoram o desempenho físico	N.º de inquiridos	% de inquiridos
Refeições frequentes e pequenas	40	32

Poucas e grandes refeições	85	68

O quadro 3.8 mostra que o desempenho físico de 32% dos inquiridos foi afetado por refeições pequenas e frequentes e que a maior parte da amostra (68%) afirmou que poucas e grandes refeições afectaram o seu desempenho físico.

Quadro 3.9

SALTAR REFEIÇÕES NOS INQUIRIDOS

Salta as refeições	**N.º de inquiridos**	**% de inquiridos**
Sim	90	64
Não	35	36
Falta de apetite por causa dos lanches	41	45.5
Devido à rapidez	15	16.6
Por diversão	8	8.8
Por causa das aulas	15	16.6
Devido a alimentos pouco saborosos	25	26.7
Devido a um problema do sistema digestivo	2	2.2
Devido à dieta	3	3.3
Devido à ingestão de refeições ligeiras entre as refeições	36	3.3

Pode ver-se no quadro 3.9 que, dos 125 inquiridos, 64% saltavam as refeições e os restantes 36% não as perdiam.

De um modo geral, mais inquiridos faltaram ao pequeno-almoço, ao almoço e ao jantar. Nenhum dos inquiridos faltou ao chá da tarde.

Também foi pedido aos inquiridos que justificassem o facto de não tomarem refeições, apresentando os motivos. As principais razões apresentadas pelos inquiridos para não tomarem as refeições foram as seguintes: 48,8% dos inquiridos não tomaram as refeições por falta de apetite devido à ingestão de snacks antes das refeições principais, 16,6% dos inquiridos não tomaram as refeições devido ao jejum e 27,7% dos inquiridos não tomaram as refeições devido a alimentos pouco saborosos.

Outras razões mencionadas de forma diferente, em menor percentagem, foram a diversão (8,8%), as aulas (16,6%), os problemas do sistema digestivo (2,2%) e a dieta (3,3%).

Informações sobre o refeitório e a cantina

O proforma II foi preenchido pessoalmente pelo diretor do serviço alimentar da cantina do albergue para obter informações sobre a natureza do seu trabalho, o modelo de funcionamento da cantina e o horário das ementas (Anexo VI).

O nível de instrução do diretor do serviço alimentar era até ao nível primário. O refeitório funcionava com base em contratos e o rendimento mensal do refeitório era de Rs.800/- p.m. O diretor do serviço alimentar geria o refeitório há 6 anos e considerava este trabalho rentável.

O planeamento das ementas era supervisionado por assistentes do gestor dos serviços alimentares. A ementa era planeada sobretudo semanalmente, com base nos recursos disponíveis. O planeamento das ementas era flexível. Houve muita diferença no planeamento das ementas durante o verão/inverno devido à disponibilidade dos ingredientes. Os alunos não tinham direito a qualquer lanche entre as refeições.

Para conhecer as práticas de fornecimento de refeições ligeiras, foi necessário obter informações junto dos responsáveis pelos serviços alimentares das cantinas do campus universitário.

O diretor dos serviços alimentares de três cantinas e de um rahri pertencia ao grupo etário dos 25-35 anos. Todas as cantinas funcionavam com base em contratos. O rendimento mensal da cantina variava entre 2000 e 3000 Rs/mês.

As cantinas estavam fechadas principalmente durante os feriados e os domingos. Os pensionistas vinham frequentemente comprar géneros alimentícios fora do horário de funcionamento da faculdade.

Os produtos alimentares servidos na cantina e o respetivo custo constam do Anexo VII.

Ingestão média de alimentos

Os alimentos consumidos por 50 inquiridos foram medidos e calculados durante três dias consecutivos de uma semana, duas vezes, como os alimentos consumidos pelos inquiridos que eram servidos apenas na cantina do albergue e os alimentos consumidos quando tomavam refeições ligeiras e bebidas juntamente com a dieta do albergue.

A quantidade de diferentes produtos alimentares consumidos pelos inquiridos no albergue foi classificada em diferentes grupos alimentares e comparada com as doses recomendadas pelo Conselho Indiano de Investigação Médica. Os grupos alimentares foram classificados em termos gerais como cereais, legumes, leguminosas, vegetais de folha, outros vegetais, frutas, leite e produtos lácteos, gorduras e óleos e açúcar e jaggery.

CEREAIS

A dieta indiana baseia-se principalmente em cereais, a partir dos quais 70-80% das suas necessidades energéticas são satisfeitas. Os cereais mais utilizados na messe da pousada são a farinha de trigo, o Besan, o arroz e a maida. O quadro 4.0 revela a quantidade média de todos os cereais fornecidos na cantina por estudante. A quantidade média de cereais fornecidos na dieta do albergue era de 220 g e 250 g acompanhavam as refeições ligeiras, ao contrário dos 350 g recomendados pelo Conselho Indiano de Investigação Médica (Fig.1). O consumo de cereais fornecidos pela dieta do albergue foi 37,1% inferior à DDR e a quantidade de cereais fornecidos juntamente com as refeições ligeiras foi 28,6% inferior às doses recomendadas. Verificou-se que o consumo médio de cereais com refeições ligeiras era significativamente mais elevado do que o consumo sem refeições ligeiras a um nível de 0,01%.

Fig. I: Comparação de cereais, leguminosas, legumes e vegetais de folha por inquirido com a dose recomendada pelo ICMR.

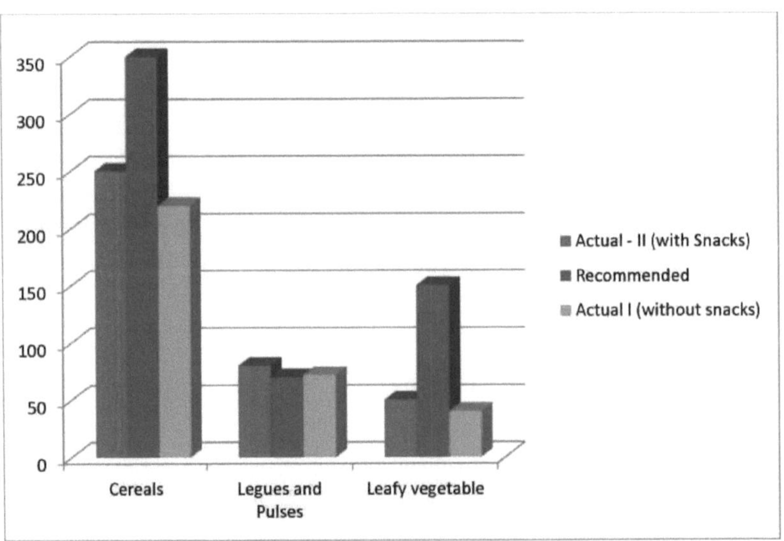

LEGUMES E LEGUMINOSAS

As leguminosas são uma fonte rica de proteínas. As leguminosas e legumes mais consumidos foram o feijão-frade, o rajmah, a grama preta, a channa branca, a grama de Bengala, o Dal e a grama verde inteira. O quadro 4.0 e a figura 1 mostram a ingestão média de leguminosas, que foi de 71gm e 80gm sem lanches e com lanches, respetivamente (Fig.1). O consumo médio de leguminosas e legumes durante a ingestão de refeições ligeiras foi 12,5% superior à DDR indicada pelo ICMR. Não foram encontradas diferenças significativas nas dietas de ambos os grupos a um nível de significância de 0,01%.

VEGETAIS DE FOLHA VERDE

O consumo de legumes de folha na pensão das raparigas era 65 a 66% inferior às doses recomendadas, tanto na quantidade consumida sem tomar qualquer refeição ligeira como na quantidade fornecida pela dieta da pensão juntamente com as refeições ligeiras, respetivamente. O Sag foi o principal legume de folha consumido durante o inverno. A média de ingestão de vegetais de folha verde da dieta do albergue foi de 51 gm e da dieta do albergue juntamente com lanches foi de 52 gms. em contraste com as doses recomendadas. Não foram encontradas diferenças significativas ao nível de significância de 0,01%. Este facto pode ser demonstrado no quadro 4.0 e na figura n.º 1

Estes resultados são os mesmos que os relatados por Mahajan & Mehta (1964), que referem um baixo consumo de vegetais de folha por estudantes e enfermeiros estudantes no Campus da Faculdade de Medicina de Jamnagar.

Quadro 4.0

Ingestão de alimentos

Nome do grupo	Quantidade de grupos de alimentos utilizados na dieta do albergue	Quantidade de grupos de alimentos fornecidos pela dieta do albergue juntamente com lanches
Cereais	*Recomendado - 350g Média - 220 S.D ±12,46	*Recomendado - 350g Média - 250 S.D ±6,58
Leguminosas e leguminosas	*Recomendado - 70g Média - 71 S.D ±13,64	*Recomendado - 70g Média - 80 S.D ± 6,58
Vegetais de folha verde	*Recomendado - 150g Média - 51 S.D ±3,78	*Recomendado - 150g Média - 69 S.D ±23,98

Raízes e tubérculos	*Recomendado - 75g Média - 180 S.D ±10,68	*Recomendado - 75g Média - 202 S.D ±29,23
Fruta	*Recomendado - 30g Média - 26 S.D ±6,82	*Recomendado - 75g Média - 48 S.D ±6,09
Leite e produtos lácteos	*Recomendado - 250g Média - 292 S.D ±3,84	*Recomendado - 250ml Média - 313 S.D ±11,40
Açúcar e jaggery	*Recomendado - 309 Média - 26 S.D ±2,99	*Recomendado - 309 Média - 36 S.D ± 3,81
Gorduras e óleos	*Recomendado - 35g Média - 24 S.D ±2,22	*Recomendado - 35g Média - 40 S.D ± 5,54

Os subsídios recomendados são atribuídos pelo Conselho Indiano de Investigação Médica

OUTROS PRODUTOS HORTÍCOLAS

Os outros legumes, como os legumes sazonais, eram consumidos principalmente ao jantar. A ingestão média de produtos hortícolas sazonais pelos inquiridos quando tomam refeições ligeiras foi de 61 gms, em contraste com 69 gms de outros produtos hortícolas fornecidos juntamente com as refeições ligeiras. Os aperitivos salgados, como os legumes Pakora, as costeletas de legumes, a Samosa, o Sambar com Dosa, etc., fornecem uma boa quantidade de outros legumes. O consumo de outros legumes sem lanches foi 19% inferior e o consumo de outros legumes com lanches foi 8% inferior às doses recomendadas pelo Conselho Indiano de Investigação Médica. O quadro 4.0 e a figura II apresentam os valores acima referidos. Não foi encontrada qualquer diferença significativa ao nível de 0,01% nos dois grupos: dieta com snacks e dieta sem snacks.

RAÍZES E TUBÉRCULOS

As raízes e tubérculos mais frequentemente utilizados foram as batatas e as cebolas. A ingestão média por inquirido no albergue foi de 180 gms, em contraste com os 202 gms que foram fornecidos juntamente com os lanches. (Quadro 4.0 e Fig.II). Verificou-se que o consumo era mais do dobro da recomendação do ICMR. As razões para o consumo mais elevado podem dever-se ao facto de ser muito mais fácil armazenar as raízes de legumes, uma vez que podem ser compradas a granel e armazenadas. Além disso, são baratos e estão facilmente disponíveis. Outra razão pode ser o facto de as batatas e as cebolas constituírem uma parte importante dos aperitivos salgados e picantes, como os cachorros-quentes, a chamuça, o Tikki e o Chat, etc. O consumo médio de raízes e tubérculos com snacks foi significativamente mais elevado do que o da dieta sem snacks a um nível de significância de 0,01%.

Figura II:

Comparação de outros produtos hortícolas, raízes e tubérculos e frutos por inquirido com Indemnizações recomendadas pelo ICMR

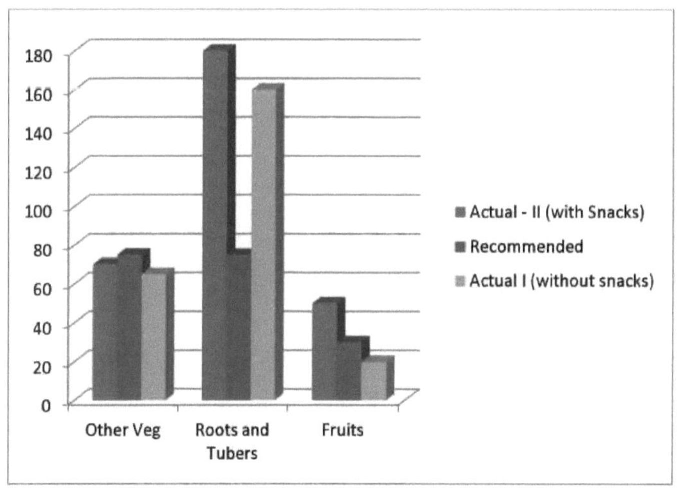

FRUTAS

No refeitório do albergue, os inquiridos ingeriram menos fruta, ou seja, 26 gms. O consumo médio de fruta durante as refeições ligeiras entre as refeições foi de 48 gms, contra 35 gms (quantidade recomendada). O quadro 4.0 e as figuras II mostram o consumo de fruta acima referido e a sua comparação com as quantidades recomendadas pelo ICMR. Foi encontrada uma diferença significativa ao nível de 0,01% em ambos os grupos.

LEITE E PRODUTOS LÁCTEOS

O leite e os produtos lácteos são uma fonte rica em proteínas, gordura e cálcio. O consumo médio de leite e produtos lácteos sem tomar qualquer refeição ligeira ou bebida entre as refeições foi de 250 ml, o que é igual à dose recomendada, enquanto o consumo com refeições ligeiras e bebidas foi de 313 ml, ou seja, 21% superior à dose recomendada. Este facto pode dever-se a um maior consumo de chá, batidos de leite, Dahi Bhalla, etc. O quadro 4.0 e a figura III mostram o consumo médio de leite e de produtos lácteos e a sua comparação com as recomendações do Conselho Indiano de Investigação Médica. A diferença entre os dois grupos foi considerada significativa ao nível de 0,01%.

Figura III:

Comparação de gorduras e óleos, leite e produtos lácteos e açúcar por inquirido com as doses recomendadas pelo ICMR

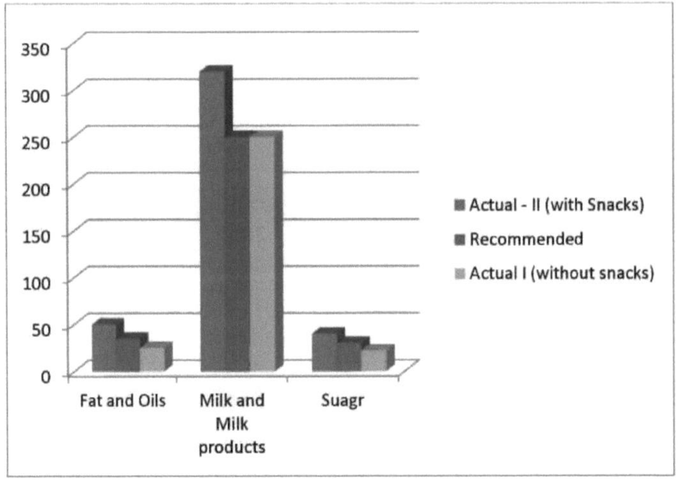

AÇÚCAR E AÇÚCAR MASCAVADO

São uma fonte rica de calorias. O consumo médio de açúcar foi de 26gm em contraste com os 30gms recomendados pelo ICMR (1986) (Tabela 4.0 & Fig.III). O consumo de açúcar foi 25,72% inferior à DDR. A ingestão de açúcar foi excedida de 26gm para 35gm devido ao consumo de snacks doces como Rasgulla, Gulab-Jammun, Burfi, Toffies e Candies, etc. Os valores da ingestão média de açúcar e de jaggery e a sua comparação com as doses recomendadas podem ser visualizados no quadro 4.0 e na figura III. Verificou-se que a ingestão média de açúcar com snacks era significativamente mais elevada do que a ingestão sem snacks a um nível de 0,01%.

GORDURAS E ÓLEOS

A quantidade média fornecida pela messe do albergue foi de 25 gms contra a dose recomendada, ou seja, 35 gms (quadro 4.0 e fig.III). A ingestão de gorduras e óleos foi 31,4% inferior à recomendação do ICMR. O consumo de gorduras aumentou de 25 g para 40 g devido ao consumo de refeições ligeiras fritas. A diferença significativa foi encontrada ao nível de 0,01% em ambos os grupos.

Ingestão média de nutrientes

O valor nutritivo das dietas de albergue consumidas pelos inquiridos em dois inquéritos, com e sem lanches durante três dias consecutivos, respetivamente, foi calculado em termos de nutrientes como calorias, proteínas, gorduras, CHO, ferro, cálcio, B-caroteno, tiamina e ácido ascórbico.

INGESTÃO DE CALORIAS

As calorias provêm principalmente de cereais, gorduras e óleos e açúcar, etc. É sabido que, quando o corpo está em repouso, gasta uma certa quantidade de energia para funções involuntárias como a respiração, a circulação sanguínea, a digestão, a absorção, a excreção e a manutenção da temperatura corporal, etc. A tabela 4.1 e a figura IV mostram que o valor calculado de calorias sem o consumo de refeições ligeiras foi de 1938 Kcal e com a prática de refeições ligeiras foi de 2280 Kcal, em contraste com as 2200 Kcal recomendadas pelo ICMR. O valor calórico sem a ingestão de snacks foi 12,9% inferior e a ingestão de calorias com snacks foi 3,8% superior às doses recomendadas. Verificou-se que a ingestão média de calorias com snacks era significativamente superior à ingestão média sem snacks a um nível de 0,01%.

Estes resultados estão também de acordo com as conclusões de Bailur e Puri (1960), Banerjee e Biswas (1957), que referiram uma carência de calorias na dieta dos estudantes universitários. Wharten (1963) referiu que os adolescentes ingeriam pouca energia e também que mais de 35% das raparigas e mais de 20% dos rapazes comiam lanches que forneciam mais de 20% da sua ingestão de energia e tendiam a melhorar a ingestão de todos os nutrientes, exceto a vitamina A e a vitamina C.

PROTEÍNA

As proteínas são as principais substâncias das células do corpo. São constituintes importantes dos músculos e de outros tecidos e de fluidos vitais como o sangue. As proteínas provêm do ovo, da carne, do peixe, das leguminosas, do leite e dos produtos lácteos.

A proteína obtida a partir dos alimentos consumidos com e sem a prática de lanches foi de 70 gm e 68gm, respetivamente, em comparação com 50 gm (dose recomendada). A ingestão média de proteínas da dieta do albergue foi de 26,6% e com lanches foi de 28,6% mais do que a RDA A Tabela 4.1 e a Fig. V mostram os valores médios da ingestão de proteínas.

Estes resultados são também os mesmos que os registados por Sadasivam et al (1975) e Walker (1965), que indicam que os adolescentes ingerem quantidades adequadas de proteínas. Salgado et al (1974) revelaram que a quantidade de proteínas era satisfatória, mas a qualidade não era boa, uma vez que a maior parte provinha de cereais e muito pouco de alimentos de origem animal. Não foram encontradas diferenças significativas ao nível de 0,01% em ambos os grupos. GORDURA

Quadro 4.1

INGESTÃO DE NUTRIENTES

Nome do nutriente	Quantidade de nutrientes fornecidos pela dieta do albergue		Quantidade de nutrientes fornecida pela dieta do albergue juntamente com as refeições ligeiras	
Caloria (Kcal)	*Recomendado- Média-1938 S.D.+4.9	2200Kcal	*Recomendado - Média-2280 S.D.+10.85	2200Kcal
Proteína (gm)	*Recomendado- Média-68 S.D.+3.49	50g	*Média recomendada-70 S.D.+4.59	-50g
Gordura (gm)	*Recomendado - Média-37 S.D.±8.50	40g	*Recomendado -Média-68 S.D.+8.39	40g
Hidratos de carbono (gm)	*Recomendado- Média-293 S.D.+8.76	350g	*Recomendado -Mean-324 S.D.+11.48	350g
Ferro (mg)	*Recomendado- Média-33 S.D.±2.09	35mg	*Recomendado -Mean-34 S.D.+2.509	35mg

Cálcio (mg)	*Recomendado- 0,6gm. Média- 700 S.D. + 13.27	0,5 a	*Recomendado -0. 6gm Média -800 S.D.+14.88	0,5 a
B. Caroteno (ug)	*Recomendado- Média-3273 S.D. + 14,17	3000ug	*Recomendado -Mean-3360 S.D.+15.72	3000>ig
Vit B (tiamina) (mg)	*Recomendado -Média-1,12 S.D.+0.215	1 . 1 mg	*Recomendado -Média - 1,2 S.D.+0,283	1 . 1 mg
Ácido ascórbico (mg)	*Recomendado -Média-51 S.D.+8.44	30-50mg	*Recomendado -Mean-54 S.D.+4.00	30-50mg

* Os subsídios recomendados são concedidos pelo Conselho Indiano de Investigação Médica.

É essencial para a utilização de vitaminas solúveis em gordura. As principais fontes de gordura são o ghee, o hidromel e as sementes oleaginosas, a manteiga, o queijo, o leite, o ovo, a carne, o peixe, etc. Neste estudo realizado, as necessidades de gordura foram satisfeitas por óleos hidrogenados, leite e produtos lácteos. O consumo de gorduras sem tomar qualquer refeição ligeira foi de 37 g/dia, menos 3 g do que as doses recomendadas, enquanto a contribuição da dieta do albergue juntamente com as refeições ligeiras foi de 68 g/dia, mais 1,18% do que a DDR. O consumo mais elevado de gorduras deveu-se a uma maior ingestão de snacks fritos. A ingestão média de gorduras pode ser verificada no quadro 4.1 e na figura V. Verificou-se que a ingestão média de gorduras com a ingestão de refeições ligeiras era significativamente mais elevada do que a ingestão sem refeições ligeiras a um nível de 0,01%.

Fig. IV:

Comparação das calorias e do β-caroteno por inquirido com a dose recomendada pelo ICMR

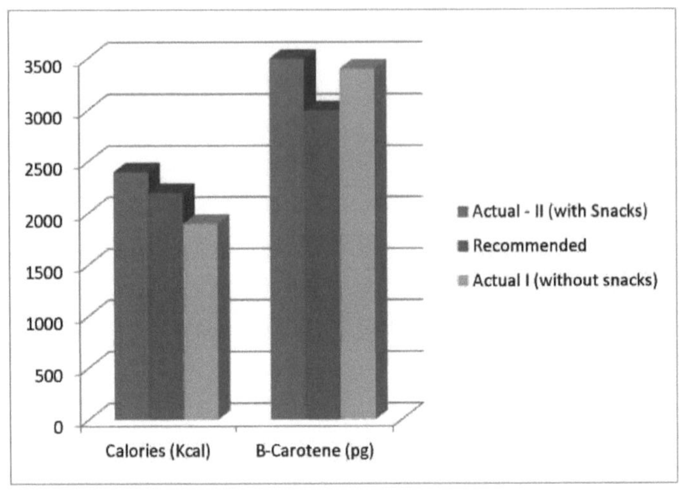

CARBOIDRATO

Os hidratos de carbono são uma classe de substâncias que incluem a glucose, o açúcar de cana, o açúcar do leite, o amido, etc. Os cereais são compostos em grande parte por amido e os alimentos como o açúcar de cana e a glucose são dissacáridos e monossacáridos, respetivamente. Constituem a principal fonte de energia do organismo. Sendo uma fonte de energia barata, os hidratos de carbono constituem a maior parte da dieta indiana. O consumo de hidratos de carbono dos inquiridos com e sem práticas de snack foi de 324 g/dia e 293 g/dia, em contraste com a DDR

Fig. V:

Comparação da quantidade de proteínas, gorduras e ferro por inquirido com a dose recomendada pelo ICMR

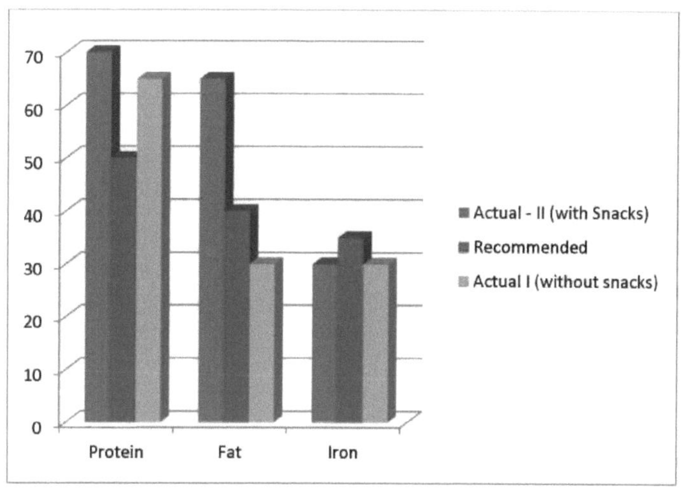

MINERAL

Ferro - Um regime alimentar bem equilibrado para uma criança em crescimento ou para um adulto deve conter uma quantidade suficiente de ferro para satisfazer as necessidades de ferro do organismo e para ter em conta possíveis variações regionais e sazonais no teor de ferro dos alimentos.

Os alimentos ricos em ferro e os vegetais de folha verde e a inclusão de cerca de 50 g desta classe de alimentos na dieta satisfazem uma parte considerável das necessidades de ferro. Uma ingestão inadequada de ferro pode levar à anemia nas raparigas adolescentes. A ingestão de ferro dos inquiridos da dieta do albergue, com e sem práticas de lanche, foi de 34 mg/dia e 33 mg/dia, respetivamente, em comparação com as doses recomendadas na dieta, ou seja, 35 mg/dia (Quadro 4.1 & Fig. V).

Resultados semelhantes foram registados por Endo et al (1976), Srivastava et al (1962) e Stapleton et al (1979), que registaram consumos baixos de ferro, enquanto Perillo-Dia (1968) registou um consumo adequado de ferro pelos adolescentes.

Fig. VI:

Comparação dos hidratos de carbono e do ácido ascórbico por inquirido com a dose recomendada pelo ICMR

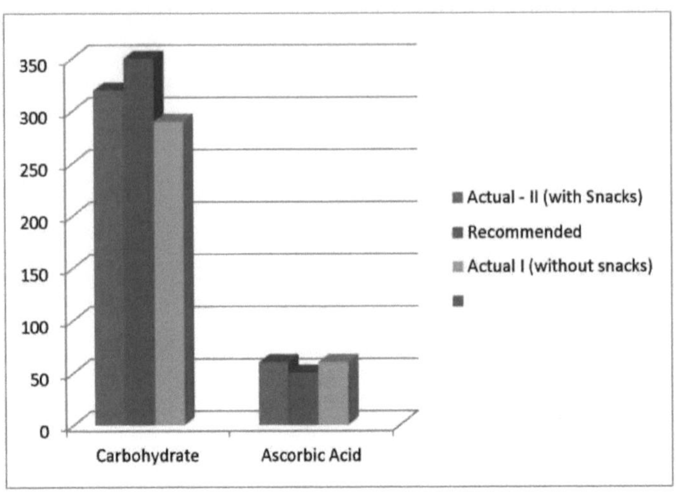

CÁLCIO

Um dos nutrientes mais importantes para o adolescente é o cálcio. Estima-se que a ingestão diária de cálcio durante este período deve ser suficiente para permitir o armazenamento de mais de meio quilo de cálcio. A Tabela 4.1 mostra que o valor da ingestão de cálcio dos inquiridos com lanches e sem lanches foi de 0,8g/dia e 0,7g/dia, em contraste com 0,5 - 0,6g (dose recomendada) (Fig. VII). A ingestão média de Ca com snacks foi significativamente mais elevada do que a ingestão de Ca sem snacks a um nível de 0,01%.

A ingestão de cálcio é suficiente, o que pode dever-se à ingestão suficiente de leite e produtos lácteos. A ingestão de cálcio durante as refeições ligeiras com a dieta do albergue foi 25% superior e o teor de cálcio obtido com a dieta do albergue foi 12,5% superior à DDR.

Estes resultados estão também de acordo com as conclusões de Srivastava et al (1978), que estudaram o consumo de minerais por estudantes universitários. O cálcio presente nas três refeições principais servidas na cafetaria da Universidade de Montreal era de 880 mg. Os estudantes do sexo masculino e feminino ingeriram alimentos com 901 mg e 858 mg de cálcio.

O B-caroteno está presente em alguns alimentos como vegetais amarelos, frutas, leite de vaca, ghee, laranja, etc. Os óleos de fígado de certos peixes como o bacalhau, o alabote, o tubarão e o peixe-serra são algumas das fontes mais ricas de Vit A conhecidas como fontes naturais. A ingestão média de B-caroteno da dieta do albergue foi de 3273 pg/dia e a ingestão de B-caroteno da dieta do albergue juntamente com as refeições ligeiras foi de 3360 ug/dia (Quadro 4.1 & Fig. IV). O Conselho Indiano de Investigação Médica recomenda 3000 ug de B-caroteno por dia. Os resultados da presente investigação revelam que a ingestão de ambos os casos, com e sem refeições ligeiras, excede as doses recomendadas. Foi encontrada uma diferença significativa ao nível de 0,01% em ambos os grupos.

Endo et al (1976), Mahajan & Mehta (1964) e Wharton (1963) referiram um baixo consumo de B-caroteno pelos adolescentes, enquanto Milne et al (1964) referiram que o consumo médio de B-caroteno ou Vit A pode atingir ou exceder as normas dietéticas propostas. TIAMINA

A ingestão média de tiamina dos inquiridos da dieta do albergue foi de 1,12 mg/dia e da dieta do albergue juntamente com lanches foi de 1,2 mg/dia (Fig. VII). Os resultados são bastante comparáveis com a ingestão média de 1,1 mg/dia registada por estudantes universitários por Endo et al (1976). Não foram encontradas diferenças significativas ao nível de 0,01% em ambos os grupos, ou seja, ingestão com snacks e ingestão sem snacks. O consumo médio de ácido ascórbico é apresentado no quadro 4.1

Fig. VII:

Comparação do cálcio e da tiamina por inquirido com a dose recomendada pelo ICMR

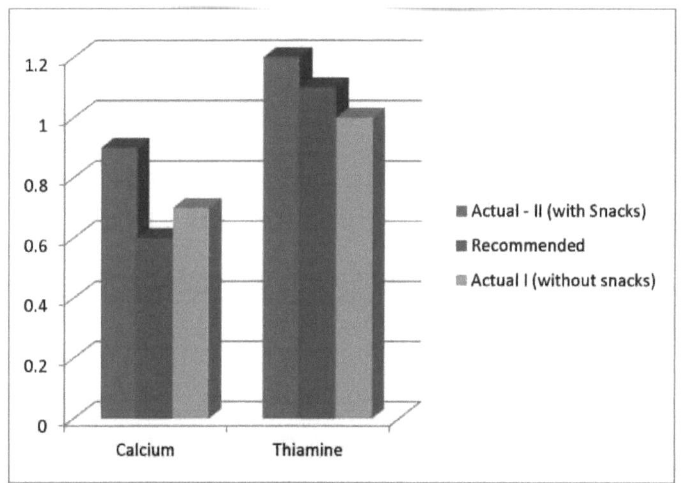

A ingestão média de Vit C da dieta do albergue foi de 51mg/dia e a ingestão média de Vit C da dieta do albergue juntamente com lanches foi de 54mg/dia, em contraste com 30-50 mg/dia como recomendado pelo Conselho Indiano de Pesquisa Médica (Tabela 4.1 & Fig.VII). Não foram encontradas diferenças significativas entre os dois grupos a um nível de 0,01%.

Os resultados da presente investigação estão de acordo com os de Stapleton et al (1979), que referiram que a ingestão de ácido ascórbico era elevada, com uma média de 91 mg/dia para as estudantes universitárias. Srivastava et al (1962) verificaram que a ingestão de ácido ascórbico era de 88 mg/dia pelos estudantes do Lady Irwin College, com idades compreendidas entre os 16 e os 22 anos.

RESUMO E CONCLUSÃO

Foi realizado um inquérito para estudar os hábitos alimentares e as práticas alimentares dos alberguistas e a sua correlação com a ingestão diária. Foi realizado no albergue do Govt. College for Women, Patiala, enumerando uma amostra de 125 inquiridos.

A maioria da amostra era sikh. Cerca de 58% dos inquiridos pertenciam a uma zona urbana. A maioria dos inquiridos (51%) era não vegetariana, 25% dos inquiridos eram vegetarianos puros e apenas 24% dos inquiridos eram ovo-vegetarianos. A altura média dos inquiridos era de 1,75 m. O peso médio dos inquiridos era de 49,36 kg. O rendimento familiar médio dos inquiridos era de Rs 2884,00 pm.

Mais de metade dos inquiridos (62%) recebia Rs.100-200 p.m. como dinheiro de bolso. A despesa média da mesada dos inquiridos em lanches e bebidas e vestuário foi de 40,76 rupias por mês e 32,62 rupias por mês, respetivamente. Verificou-se que 98,4% dos inquiridos traziam produtos alimentares de casa. 1,6% dos inquiridos não traziam produtos alimentares de casa. Cerca de 76% dos inquiridos estavam satisfeitos e os restantes 24% estavam insatisfeitos com o padrão de alimentação existente no albergue.

Os inquiridos foram questionados sobre as suas preferências relativamente a produtos alimentares para diferentes refeições, como o pequeno-almoço, o almoço e o jantar. O chá foi a principal bebida preferida por 50,4% dos inquiridos, o café e o leite simples foram preferidos por 24% e 25,6% dos inquiridos. A maioria dos inquiridos (68%) gostava de parantha recheada e apenas 8,8% dos inquiridos gostavam de parantha simples, 48% gostavam de manteiga, 25,6% e 28% escolhiam leite simples e ovo cozido e pão, respetivamente.

Entre os legumes de folha verde, 72% gostaram de sag, 28% preferiram couve-flor, 32% gostaram de mung dal ao jantar, 28% de chana dal, 10% dos inquiridos gostaram de feixe de batata, 3,2% escolheram brinjal sabji e uma pequena fração (1,6% dos inquiridos) gostou de nabo ao almoço, 40% gostaram de caril de galinha e mutter paneer, respetivamente. O máximo de inquiridos (44,8%) preferiu gelado, Kheer & gajrela. A maioria dos inquiridos (45,6%) gosta de chá, ao passo que 34,4% preferem café. Cerca de 29,6% dos inquiridos gostavam de bolo, 24% preferiam pastelaria e uma pequena percentagem escolheu burfi, biscoito, namkin mathi, etc. Uma pequena percentagem de 4% dos inquiridos gosta de jalebi, pãezinhos e costeletas de queijo, respetivamente, e 8% escolhem batatas fritas. Cerca de 2/3 dos inquiridos (68%) escolheram a ementa ideal tendo em conta o gosto pessoal como fator importante. Apenas 4% selecionaram a ementa ideal tendo em conta as necessidades fisiológicas.

Os inquiridos foram também questionados sobre o gosto e a escolha dos alimentos consumidos entre as refeições. Verificou-se que, dos 125 inquiridos, 88% tomavam refeições ligeiras entre as refeições, contra 12% que não tomavam refeições ligeiras entre as refeições. As refeições ligeiras eram mais comuns entre o pequeno-almoço e o almoço do que entre o almoço e o lanche ou entre o lanche e o jantar. Dos 90 inquiridos, 22,2% consumiam produtos nutritivos e a maioria dos inquiridos (77,8%) consumia produtos requintados ao pequeno-almoço e ao almoço. A maioria dos inquiridos (36,56%) mencionou a razão da prática da refeição ligeira devido à sensação de fome.

Mais de metade dos inquiridos (59,2%) concordaram que a ingestão de snacks entre as refeições tem impacto na saúde e cerca de 51,35% dos inquiridos ficaram relaxados com a ingestão de snacks.

A maior parte da amostra (68%) afirmou que o facto de comer poucas refeições grandes tinha afetado o seu desempenho físico.

Dos 125 inquiridos, 64% não tomavam as refeições e as razões para tal podem ser consultadas no quadro 3.9. As cantinas e refeitórios funcionavam com base em contratos. O planeamento das ementas era supervisionado pelo assistente do diretor dos serviços alimentares. Os alunos não recebiam qualquer lanche entre as refeições. As cantinas estavam fechadas principalmente durante os feriados e os domingos. Os estudantes vêm frequentemente comprar produtos alimentares fora do horário de funcionamento da faculdade.

Os alimentos consumidos por 50% dos inquiridos foram medidos e calculados durante três dias consecutivos de uma semana em dois grupos: os alimentos consumidos pelos inquiridos que eram servidos pela cantina da pensão e os alimentos consumidos pelos inquiridos quando tomavam snacks e bebidas juntamente com a dieta da pensão. A quantidade de diferentes alimentos consumidos pelos inquiridos no albergue foi dividida em diferentes grupos alimentares. A quantidade média de grupos alimentares e de nutrientes consumidos pelos inquiridos foi comparada com as doses recomendadas pelo ICMR (Tabela 4.0 e Tabela 4.1).

Os inquéritos, como a dieta fornecida pela cantina do albergue e a dieta da cantina do albergue juntamente com os lanches, foram comparados através de métodos estatísticos como a média, o desvio padrão e o teste t para variáveis correlacionadas. O valor t calculado foi comparado com o valor t tabelado para os grupos de alimentos e nutrientes.

Foi encontrada uma diferença significativa para os cereais, raízes e tubérculos, frutos, leite e produtos lácteos, açúcar e açúcar de cana e gorduras e óleos para ambos os grupos, entre os alimentos consumidos na cantina sem lanches e os alimentos consumidos com lanches, com um nível de significância de 0,01%. Os vegetais de folha verde, os outros vegetais e as leguminosas não são significativamente diferentes ao nível de significância de 0,01% em ambos os casos.

Foi encontrada uma diferença significativa a um nível de significância de 0,01% para nutrientes como gordura, hidratos de carbono, cálcio, B-caroteno e calorias para ambos os casos, como alimentos consumidos na cantina sem lanches e alimentos consumidos juntamente com lanches. Não foram encontradas diferenças significativas para as proteínas, o ferro, a tiamina e o ácido ascórbico ao nível de significância de 0,01% para ambos os casos.

CONSIDERAÇÕES FUTURAS

Os resultados acima referidos mostram claramente que a ingestão de ferro na alimentação era inferior à dose recomendada. A fim de melhorar a ingestão de ferro, podem ser utilizadas panelas de ferro para cozinhar os legumes. Os vegetais de folha verde devem ser incluídos em quantidades suficientes na alimentação. A incorporação de leguminosas germinadas também adicionará vitamina C e melhorará a absorção de ferro dos alimentos. A quantidade de frutos também deve ser aumentada na dieta. Recomenda-se que os lanches à base de leguminosas, legumes de folha verde e cereais sejam servidos na dieta do albergue.

BIBLIOGRAFIA

Arai,M. Muto.S. (1971). Comportamento alimentar e ingestão alimentar de raparigas adolescentes. Jap. J. Nutr. 29:161-167.

Bailur,A. e Puri,B. (1967). Nutritive value of Hostel diet of Lady Irwin College, New Delhi. J. Nutr. Dietet. 4:318.

Banerjee,S. e Biswas,D.K. (1957). Studies on the nutritive value of cooked diets consumed by students of Eden Hindu Hostel, Calcutta. Ind. J. Med. Rs. 45:411.

Benjamin,T. Burton. Human Nutrition, Tata. Mc. Graw-Hill Publishing Company Ltd. New Delhi. 3:208-213.

Eleanor,F. Eckstein, Ph.D., R.D. Food, People & Nutrition. AVI Publishing Company Inc. West Port Connectient, 511.

Endo,M. Yoshida,Y, Suzuki,Y. e Yoshida,T. (1976). Inquérito sobre

ingestão de nutrientes de estudantes universitárias durante o verão Jap. J. Nutr. 34 : 121 .

Gopalan,C, Ramashastri , B. V. e Balasubramaniam, S . C. (1976).

Valor nutritivo dos alimentos indianos. Instituto Nacional de Nutrição. Conselho Indiano de Investigação Médica, Hydrabad, Índia.

Henrietta. Fleck. Introduction of Nutrition. Macmillan Publishing Co. Inc., Nova Iorque, 40:334-338.

Hinton. et.al., Chadderdon, Eppright (1962). Influências no comportamento alimentar das raparigas. J. Home. Econ. 54:842-846.

Jackbovitis (1977). Hábitos alimentares e ingestão de nutrientes de mulheres universitárias, J. Am. Dietet. A. 71:405.

Kennedy,B.M. (1954). Food preferences of College Women of California University, J. Am. Diet, A. 34:501-506.

Knofel,K.D. Nurnberger,W. (1982). Hábitos alimentares dos estudantes em universidades e escolas superiores. Zum Ernahrungsverhaltender studenten and Universitale and Hochschulen Ernahrung forshung-Wissenschaft and Praxis, 27:18-20.

Lalfankpuli Fanai (1983). Um estudo sobre conhecimentos nutricionais, hábitos alimentares, crenças, seleção e preferências de raparigas adolescentes da Faculdade de Ciências Domésticas de Chandgiarh.

Lamb. et. al. (1954). Food preferences of College Women (Preferências alimentares de mulheres universitárias). J. Am. Dietet. A. 30:112

Lorry.A. Maidonald, George. A, Wearring, Ph.D. e Olive Moase (1983). Factores que afectam a qualidade da dieta de raparigas adolescentes. J. Am. Dietet. A. 82:1.

Mahajan,B.K. e Mehta,N.R. (1964). Estado nutricional de

estudantes e estudantes de enfermagem no Campus da Faculdade de Medicina de Jamnagar. Ind. J. Med. Sci. 18:156.

Mahmood.A. Khan. Ph.D., R.D. e Laura K. dipke (1982). Snacking and its contribution to food and nutrient intake of college students. J. Am. Dietet. A., 80:1.

Margret.S, Chaney. Nutrition. Surjeet Publications 7-K, Kolhapur Road, Delhi, 385.

Mary.B. Nelson,R.D. e Phyllis.C. King (1982). Snack and beverage preferences of University students (Preferências de lanches e bebidas de estudantes universitários). J.Am.Dietet.A. 81:65.

Milne,H. Kerr,C. Trenholme,M. e Beaton,G.H. (1963). Estudos sobre a alimentação dos adolescentes em Ontário. Avaliação de um método de avaliação da dieta. Canadian. J. Pub. filth. 54:463.

Payumo.E.M. (1979). Snacks como veículo de suplementação de nutrientes. Phillippine. J. Nutr, 32:208-210.

Perillo-Dia,M. (1968). Uma avaliação da adequação dietética da ingestão de alimentos por adolescentes do sexo feminino selecionadas do Departamento da Escola Secundária da Universidade do Sul das Filipinas, Cidade de Cuba, Filipinas, J. Nutr. 21:216.

Ruth.L. Hunenemann, Leona, R.Shapiro, Mary C. Hampton (1968).

Alimentação e práticas alimentares dos adolescentes. J. Am. Dietet. A. 53:17.

Sadasivam,S., Leelavathi,S., Manickam,A., Mustaq Ahamed,N. e Shanti,A.P. (1975). Nutritional Studies on the diet supplied in a South Cndian College Hostel mess. Ind. J. Nutr. Dietet. 12:392.

Salgado,J.M., Shigemastu,I.A. e Kato,S. (1979). Estudo das condições nutricionais com o objetivo de planejar refeições para universitários da escola Agrícola "Luiz de Queiroz" da Universidade de São Paula. Nutr Abstr. Rev. 49:786.

Srivastava,M. e Puri,B. (1962). Some nutritional findings among Lady Irwin College Students.

Ind. J.Med. Res. 50 810.

Thamas,J.A. e Carl.D.L. (1973). Comer entre as refeições - um problema de nutrição entre os adolescentes? Nutr. Rev. 31:137.

Walker,S.E. (1965). Um estudo de cinco anos sobre o consumo alimentar diário de estudantes universitários sul-africanos. Br.J Nutr. 19:1.

Wharton,M.A. (1963). Nutritive intake of adolescents. A study in Southern Illinosis.

J. Am. Dietet. A. 42:306.

APÊNDICES

APÊNDICE - 1

Questionário

DEPARTAMENTO DE ALIMENTAÇÃO E NUTRIÇÃO

Informações gerais:

1. N.º Sr. :
2. Nome :
3. Idade :
4. Sexo :
5. Classe :
6. Endereço:

a) Faculdade

b) Início

c) Albergue

7. Religião
8. Casta
9. Urbano/rural
10. Estado físico

(Armação pequena/Armação média/Armação grande)

11. Altura
12. Peso
13. a) Rendimento mensal dos pais

b) Rendimentos de outras fontes

c) Rendimento total por mês

14. Número total de membros da família
15. Quanto tempo fica neste hostel?

16. a)Quanto é que recebes de mesada por mês,

b) Sob a forma de (numerário/cheque/depósito bancário/dinheiro

17. Como é que gasta a mesada nos seguintes artigos:

a) Snacks e bebidas

b) Vestuário

c) Cosméticos

d) Lazer

e) Livros e artigos de papelaria

f) Diversos

18. Quanto é que paga de taxas de confusão?

a) Obrigatório/mês

b) Extra/mês

19. a) Trazes algum alimento de casa?

Sim/Não

b) Em caso afirmativo, de que forma:

Pinnies/frutos/Desi-ghee/Muraba/Namkin Mathi

20. É lactovegetariano/Ovavegetariano/Noh-vegetariano?

21. a) Está satisfeito com o regime alimentar existente no albergue?

Sim/Não

b) Achas que a dieta dos albergues é..:

i) Nutricionalmente adequado

ii) Palatável e saboroso

iii) Proporciona satisfação

iv) Não apresentável v)Qualquer outro

22. Dos seguintes alimentos, escolhe o que mais gostas e elabora um menu ideal (numa quantidade razoável) para ti, para o pequeno-almoço, almoço, lanche e jantar, respetivamente?

a) Para o pequeno-almoço

IIIIII

i) Caféi) Flocos de milhoi) Pão

ii) Teaii) Leite simples

IVV

i) Butteri) Maçã

ii) Gheeii) Banana

iii) Curdiii) qualquer outro fruto

iv) Compota

Menu para o pequeno-almoço:

i)

ii)

iii)

iv)

b) Ao almoço e ao jantar

1. II.

i) Ricota simples) Caril de Rajmah

ii) Arroz Pulaoii) Sambar

iii) Chapatiiii) Urad com Channa Dal

iv)Paranthaiv) Mung Dal

v) Paranthav recheado) Channa Dal

vi) Urad com Rajmah

III

i)Tindai) Caril de carneiro

ii)Caril de batataii) Caril de ovo

iii)Batata-feijãoiii) Caril de frango

iv) Couve-flor sabjiiv) Paneer Mutter

v) SagV

vi)Naboi) Requeijão simples

vii) Pimentos recheadosii) Raita

viii) Caril KoftaVI

ix) Fried bhindii) Gelado

x) Brinjal sabjiii) Kheer

iii) Gajrela

iv) Pudim / creme

v) Fruta

Menu para o almoço:

i)

ii)

iii)

iv)

v)

Menu para o jantar

i)

ii)

iii)

iv)

v)

c) Para o chá

i) Chá ii)Café iii)Bebida fria iv)Abóbora

I.	II	III
i) Chá	i) Bolo	i) Jalebi
ii) Café	ii) pastelaria	ii) Gulab Jamun

iii) Bebida fria	iii) Biscoito	iii) Burfi
iv) Abóbora	iv) Namkin mathi	iv) Rasgula
IV		V
i) pakora de queijo		i) Pãezinhos
ii) Batatas fritas		ii) Bruxas da areia
ii) Pakora de legumes		iii) Pãezinhos
iii) Break Pakora		iii) Pãezinhos
iv) Pakora de queijo		
IV		V
i) Pakora de queijo		i) Pãezinhos
ii) Batatas fritas		ii) Bruxas da areia
iii) Pakora de legumes		iii) Pãezinhos
iv) Pão Pakora		iv) Qualquer outro
v) Cacos de queijo		
vi) Cachorros quentes		

Ementa para o chá

i)

ii) iii)

iv) v)

23. Assinale a razão mais importante para a sua seleção de produtos alimentares acima referida,

i) Nutritivo

ii) Gosto pessoal

iii) Satisfação

iv) Fisiológico (como saúde, vigor, energia)

v) Qualquer outro

24. a) Toma refeições ligeiras entre as refeições,

Sim/Não

b) Em caso afirmativo, que tipo de refeições ligeiras toma entre i) o pequeno-almoço e o almoço

ii) Almoço e chá da tarde

a) b) c) d) e)

iii) Chá da tarde e jantar

a) b) c) d) e)

c) Quais são as razões para tomar refeições ligeiras entre as refeições?

a) b) c) d)

25. a) Toma bebidas?

Sim/Não

b) Em caso afirmativo, assinale as seguintes bebidas i)Bebidas gaseificadas i i)Squash

iii) Chá

iv) Café

v) Batidos de leite

26. a) Os snacks e as bebidas que ingere interferem com a sua atividade nominal refeições?

Sim/Não

b) Em caso afirmativo, de que forma

i) Estimulação física

ii) Estimulação mental

iii) Proporciona relaxamento

iv) Satisfação

v) Qualquer outro

27. Qual é que acha que melhora mais o seu desempenho físico?

a) Pequenas refeições frequentes

b) Poucas refeições grandes

28. a) Salta as refeições,

Sim/Não

b) Em caso afirmativo, indique as razões para não tomar refeições, i) ii) iii)

APÊNDICE II

Proforma

Informações sobre a confusão: Datado:

1. Sr.No.
2. Nome do proprietário
3. Idade
4. Sexo
5. Estatuto académico
6. Endereço
7. Rendimento mensal da messe
8. A confusão é:

a) Por contrato

b) Numa base de cooperação:

9. Durante quanto tempo é que vai gerir a confusão?

10. Considera o seu trabalho como

a) Rentável/não rentável.

11. Quem é responsável pelo planeamento das ementas,

a) Diretor

b) Comité de Messe

c) Qualquer outro

12. As ementas são planeadas com base no seguinte?

a) Com base nos alimentos disponíveis

b) Com base nas necessidades nutricionais .

c) Com base nos recursos disponíveis

d) Qualquer outro

13. a) Que tipo de plano de menu é composto por

i) Diário

a) Semanal

ii) Quinzenal

iii) Cíclico

iv) Mensal

b) O plano de menu é se

i) Flexível

ii) Rígido

c) Existe alguma diferença no plano das ementas durante o verão/verão.

Sim/Plano

14. O menu planeado está dentro do orçamento ou dos limites de custo?

Sim/Não

15. São fornecidos lanches aos alunos no intervalo?

Sim/Não

16. Qual é o planeamento dos homens para a semana ?

a) Domingo

1) Pequeno-almoçoi) Almoçoiii)Cháiv) Jantar

b) Segunda-feira

1) Pequeno-almoço ii) Almoço iii) Chá

iv) Jantar de terça-feira

i) Pequeno-almoço

ii) Almoço

iii) Chá

iv) Jantar

Quarta-feira

i) Pequeno-almoço

ii) Almoço

iii) Chá

iv) Jantar

Quinta-feira

i) Pequeno-almoço

ii) Almoço

iii) Chá

iv) Jantar

Sexta-feira

i) Pequeno-almoço

ii) Almoço

iii) Chá

iv) Jantar

Sábado

i) Pequeno-almoço

ii) Almoço

iii) Chá

iv) Jantar.

INFORMAÇÕES SOBRE A CANTINA DO COLÉGIO

Informações gerais

1. Sr.No.
2. Nome do proprietário
3. Idade:

4. Sexo:

5. Estatuto académico

6. Endereço

7. Cantina

a) Por contrato

b) Numa base de cooperação

8. Rendimento da cantina/mês

9. Se está aberto depois da faculdade durante os feriados/domingos?

Sim/Não

10. Se os hosteleiros vêm comprar produtos alimentares depois do horário da faculdade

Sim/Não

11. Nome e preços dos diferentes tipos de snacks e bebidas disponíveis na cantina?

a) Bebidas (Nome)

i)

ii)

iii)

iv)

b) Snacks (nome)

(Doce)

i) ii) iii) iv) v) vi)

d) i) ii) iii) iv) v) vi) vii)

APÊNDICE IV

Proforma

Ingestão diária durante 3 dias sem qualquer alimento exterior/extra da messe do albergue.

Dia	**Datado**	**Dia**
Nome da refeição e Menu	**Nome do artigo e ingredientes**	**Quantidade (Gm)**

Pequeno-almoço	i) ii) iii) iv)	
Almoço	i) ii) iii) iv)	
Chá	i) ii) iii) iv)	
Jantar	i) ii) iii) iv)	

Proforma

Ingestão diária durante 3 dias sem qualquer alimento exterior/extra da messe do albergue

Dia	**Datado**	**Dia**
Nome da refeição e Menu	**Nome do artigo e ingredientes**	**Quantidade (Gm)**
Pequeno-almoço	i) ii) iii) iv)	
Almoço	i) ii) iii) iv)	
Chá	i) ii) iii) iv)	
Jantar	i) ii) iii) iv)	

Proforma

Ingestão diária durante 3 dias sem qualquer alimento exterior/extra da messe do albergue

Dia	**Datado**	**Dia**
Nome da refeição e Menu	**Nome do item e Ingredientes**	**Quantidade (Gm)**
Pequeno-almoço	i) ii) iii) iv)	
Almoço	i) ii) iii) iv)	
Chá	i) ii) iii) iv)	
Jantar	i) ii) iii) iv)	

Apêndice V

Proforma

Tomada diária durante 3 dias com alimentação exterior

Dia	**Datado**	**Dia**
Nome da refeição e Menu	**Comida da confusão**	**De fora / extra de confusão**
	ItemQuantidade	ItemQualidadeCusto
Pequeno-almoço	i) ii)	i) ii)

	iii) iv)	iii) iv)
Comida de fora consumida entre o pequeno-almoço e o almoço		
Nome da refeição e Menu	**Comida da confusão**	**De fora / extra de confusão**
	ItemQuantidade	ItemQualidadeCusto
Almoço	i) ii) iii) iv)	
Comida de fora tomada entre o almoço e o chá da tarde		
	ItemQuantidade	Custo
Chá da tarde	i) ii) iii) iv) v)	i) ii) iii) iv) v)
Comida de fora tomada entre o chá da tarde e o jantar		
Nome da refeição e Menu	**Comida da confusão**	**De fora / extra de confusão**
	ItemQuantidade	ItemQualidadeCusto
Jantar	i) ii) iii) iv) v)	i) ii) iii) iv) v)
Comida de fora tomada depois do jantar		
Artigo	Quantidade	Custo
i) ii) iii) iv) v)		

APÊNDICE V

Proforma

Tomada diária durante 3 dias com alimentação exterior

Dia	**Datado**	**Dia**
Nome da refeição e Menu	**Comida da confusão**	**De fora / extra de confusão**
	ItemQuantidade	ItemQualidadeCusto
Pequeno-almoço	i) ii) iii) iv)	i) ii) iii) iv)
Comida de fora consumida entre o pequeno-almoço e o almoço		
Nome da refeição e Menu	**Comida da confusão**	**De fora / extra de confusão**
	ItemQuantidade	ItemQualidadeCusto
Almoço	i) ii) iii) iv)	
Comida de fora tomada entre o almoço e o chá da tarde		
	ItemQuantidade	Custo
Chá da tarde	i) ii) iii) iv) v)	i) ii) iii) iv) v)
Comida de fora tomada entre o chá da tarde e o jantar		
Nome da refeição e Menu	**Comida da confusão**	**De fora / extra de confusão**
	ItemQuantidade	ItemQualidadeCusto
Jantar	i) ii)	i) ii)

	iii) iv) v)	iii) iv) v)
Comida de fora tomada depois do jantar		
Item	Quantidade	Custo
i) ii) iii) iv) v)		

APÊNDICE VI

Calendário do menu

Refeições	Domingo	Segunda-feira	Terça-feira	Quarta-feira	Quinta-feira	Sexta-feira	Sábado
Pequeno-almoço	Parantha recheada (Batata)	Parantha recheada (couve-flor)	Parantha recheada (Rabanete)	Parantha recheada (Batata)	Parantha recheada (couve-flor)	Parantha recheada (Batata)	Parantha recheada (Batata)
	Leite/chá	Leite/chá	Leite/chá	Leite/chá	Leite/chá	Leite/chá	Leite/chá
Almoço	Puré de channa branca	Chapattis Ervilhas e Batata Vegetais	Caril Chapatis Rajmah	Chapattis Channa preta	Chapatis Roongi	Chapatis Nutrinuget e Caril de batata	Caril de bacia de Chapatis
	Requeijão	Requeijão	Arroz e Requeijão	Requeijão	Requeijão	Requeijão	Arroz
Chá da tarde	Requeijão	Chá Pedaço de bolo	Chá Mathi	Chá Samosa	Chá Balushi	Bolo de chá	Chá Samosa
Jantar	Chapatis Greengram Dal (inteiro) Brinjal e Batata Cebola (Salada)	Chapatis Lentilhas Dal (inteiro) Methi& Batata Cebola	Chapatis Grama preta e grama de Bengala DalCeno ura &Batata Cebola, Kheer	Chapatis Caril de frango Creme de caril de paneer Cebola	Chapatis Channa Dal Couve-flor e batata Vegetais Cebola	Chapatis Grama verde Dal lavado Tinda Cebola	Chapatis Blackgram Dal Batata Vegetais Cebola
Depois do jantar (extra)	Leite/chá	Leite/chá	Leite/chá	Leite/chá	Leite/chá	Leite/chá	Leite/chá

Apêndice VII

Nome e preços dos diferentes tipos de refeições ligeiras e bebidas disponíveis nas cantinas

Cantina n.º 1

Nome dos produtos alimentares	Preço
I. Bebidas	
a) Chá	50 Paisa / chávena
b) Bebida fria	2,50 Rs./ Garrafa
II. Aperitivos (doces)	
a) Ladoo de bacia	50Pêssegos/peça
b) Bolo	50Pêssegos/peça
c) Pasteleiro	1.25Rs./Peça
d) Gulab Jamun	1.00Rs./Peça
e) Rasgulla	1.00Rs./Peça
f) Biscoito de glucose	1.25Rs./Peça
Snacks (salgados e picantes)	
a) Samosa	50Paisa/peça
b) Pão Pakora	75Paisa/peça
c) Mathi	50Paisa/peça
d) Cachorro-quente	1.50Rs./Peça
e) Tikki com Chatney	1.00Rs./Peça
Cantina n.º 2	
I. Bebidas	
a) Chá	50 Paisa / chávena
b) Bebida fria	2,50 Rs./ Garrafa
II. Snacks (doces)	
a) Rasgulla	1.00Rs./Peça
b) Ladoo de bacia	50Paisa/peça
c) Pastelaria	1.25Rs./Peça
d) Biscoito de glucose	1.25Rs./Peça
e) Biscoito de creme	3.25Rs./Pacote
f) Pastilha elástica	50 Paisa/duas peças
Snacks (salgados e picantes)	50Paisa/peça
a) Samosa	1.50Rs./Peça
b) Cachorro-quente	1.00Rs/5 Peças

c) Gol-gapas d) Conversa	2.00Rs./prato
Cantina n.º 3	
I. Bebidas a) Chá	 50 Paisa / chávena
II. Aperitivos (doces) a) Nada	
Snacks (salgados e picantes)	
a) Channa Bhatura b) Único Bhatura c) Prato Chhana d) Samosa com Chatney e) Mathi Rahriwala n.º 4 IBeverage a) Sumo de laranja IISnacks (Doce) a) Nada Snacks (salgados e picantes) a) Conversa de frutas	2.00Rs/Prato 40Paisa/peça 1.00Rs./Lugar 50Paisa/peça 50Paisa/peça 3.00Rs/Vidro 2.00Rs. /prato

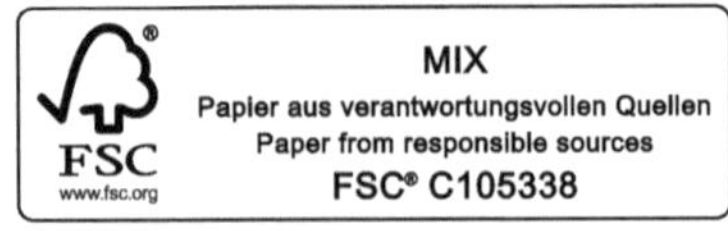

Printed by Books on Demand GmbH, Norderstedt / Germany